2002

LA MENTE Y EL COMPORTAMIENTO ANIMAL

LA MENTE Y EL COMPORTAMIENTO ANIMAL

Ensayos en etología cognitiva

JOSÉ LUIS DÍAZ
(Compilador)

UNIVERSIDAD NACIONAL AUTÓNOMA DE MÉXICO
GRUPO INTERDISCIPLINARIO EN CIENCIA COGNITIVA

FONDO DE CULTURA ECONÓMICA

MÉXICO

Primera edición, 1994

D. R. © 1994, Grupo Interdisciplinario en Ciencia Cognitiva,
Universidad Nacional Autónoma de México
Ciudad Universitaria, 04510 México, D. F.

D. R. © 1994, Fondo de Cultura Económica, S. A. de C. V.
Carretera Picacho-Ajusco, 227; 14200 México, D. F.

ISBN 968-16-4278-3

Impreso en México

PRESENTACIÓN

El presente volumen es parcialmente el resultado del ciclo de conferencias *Etología Cognitiva*, que organicé en septiembre del 92 como investigador del Grupo Interdisciplinario en Ciencia Cognitiva de la Universidad Nacional Autónoma de México. Como parte fundamental de sus actividades, este grupo tiene por objetivo revisar, investigar, actualizar y poner a disposición de un amplio público en nuestro país y otros de habla hispana, los temas que constituyen la Ciencia Cognitiva en su acepción actual. Sin duda alguna, una de estas áreas es la Etología Cognitiva la cual, como es característico de este tipo de disciplinas, se generó por la interacción de varias ciencias más clásicas en este caso, la Etología, la Psicología y la Filosofía de la mente.

Como atestiguaremos a lo largo de este libro, el estudio de la mente animal, un tema de interés milenario para el ser humano, ha cobrado un impulso, quizás definitivo, por la nueva actitud que comporta la Ciencia Cognitiva. En nuestro país este impulso se ha dejado sentir, y varios grupos de investigación en el área del comportamiento han hecho aportaciones relevantes en ese sentido, las cuales hemos intentado incluir en el presente volumen. Desafortunadamente, no fue posible contar con una contribución sobre la historia de la mente animal, la cual ha venido cultivando el Dr. Jorge Martínez Contreras. Sin embargo, ofrecemos a los lectores, además de los trabajos de los investigadores mexicanos que se presentaron, discutieron y elaboraron para su publicación, un artículo de Donald Griffin, quien demostrablemente es en buena parte responsable del actual surgimiento de esta interdisciplina, y un artículo teórico experimental de Leslie Real el cual llena un hueco conceptual al abordar la arquitectura cognitiva en insectos. Agradezco a ambos su amable y entusiasta permiso para traducir y publicar sus escritos.

Esta publicación es posible debido al concurso de varias personas y dependencias de la Universidad Nacional Autónoma de México. Debo agradecer a la Dirección General de Asuntos del Personal Académico por el donativo al proyecto *Modelos Cognitivos de la Mente* que desde 1991 financia la labor del Grupo de Ciencia Cognitiva y la presente edición. La Coordinación de Humanidades nos ha proporcionado el apoyo necesario para que tengan lugar los Seminarios. Debo agradecer a Enrique Villanueva y Lourdes Valdivia, responsables del proyecto, iniciado desde 1989 con el Grupo Universitario de Investigación Interdisciplinaria en Ciencia Cognitiva de la Coordinación de la Investigación Científica, su impulso, tenacidad y apertura. En el aspecto editorial es necesario mencionar que sin la participación de Jairo Muñoz–Delgado, quien se abocó a las poco gratas tareas de grabar y transcribir las conferencias y traducir dos artículos, no hubiera sido posible obtener la composición del volumen que nos proponíamos y, finalmente, el cuidado editorial se debe a Lourdes Valdivia y el profesionalismo tipográfico a José Luis Olivares, Jesús Humberto Aguilar y Luis Nava. A todos ellos, nuevamente, nuestro agradecimiento.

Y ahora, sin más preámbulo, levantemos el telón de un recóndito escenario que se ilumina progresivamente: el del interior de nuestros compañeros conscientes sobre el planeta. Un interior que viene a ser develado, paradójicamente, por el estudio de aquéllo que es más ostensible: su comportamiento.

José Luis Díaz,
Ciudad de México, marzo de 1992.

1 PENSAMIENTO ANIMAL

DONALD GRIFFIN[1]

La revolución cognitiva ha despertado de nuevo el interés científico sobre el pensamiento animal y humano. Los psicólogos y etólogos han comenzado a reconocer que ciertos procesos cognitivos internos, tales como aprendizaje y memoria, solución de problemas, formación de conceptos, expectativa, intención y la toma de decisiones, tienen efectos importantes sobre el comportamiento animal. De esta manera, junto con la simulación computarizada de muchos tipos de pensamiento humano, se ha reemplazado al conductismo que solía reconocer únicamente a los comportamientos observables como dignos de consideración científica. Una de las principales facetas del conductismo, sin embargo, ha permanecido fuertemente enraizada: la afirmación implícita que toda la cognición animal es inconsciente.

Es difícil creer que todos los animales pasan la vida entera como "sonámbulos" inconscientes. Sabemos muy poco acerca de qué diferencias pueden haber entre el procesamiento consciente e inconsciente de la información, y aun menos de qué procesos neurales provocan las decisiones acerca de cuáles de las posibles acciones alcanzarán resultados deseables, o de cuáles otras evitarán consecuencias no placenteras. Sin embargo, sabemos que el sistema nervioso central de los animales opera con los mismos principios básicos de los cerebros humanos y no se han descubierto mecanismos sinápticos o neuronales específicamente humanos. Por ello, mucho del análisis experimental de la función cerebral se ha efectuado en estudios con animales.

Este residuo del conductismo se acostumbra justificar en el hecho de que aunque los animales puedan tener experiencias mentales conscientes, estas son y serán inaccesibles al análisis científico y, de

---

[1]Traducción de Jairo Muñoz-Delgado. El original apareció en *Scientific American*, p. 104, noviembre 1991.

esta manera, las hipótesis acerca de ellas no pueden ser probadas de manera objetiva. Los mismos argumentos filosóficos escépticos se han aplicado a la conciencia humana. Sin embargo nos las arreglamos para entender los pensamientos y las emociones de nuestros congéneres con una exactitud razonable, aunque no podemos probar con precisión cuáles son sus pensamientos o sus sentimientos. Se considera que la diferencia crucial reside, por lo general, en la capacidad humana única para reportar experiencias mentales a través de nuestro uso del lenguaje. Entonces, ¿cómo podemos descubrir lo que puedan estar pensando los animales?

Los científicos cognitivos que estudian el comportamiento animal han iniciado recientemente el análisis de la evidencia de que los animales algunas veces experimentan pensamientos concientes simples acerca de asuntos de importancia crucial para ellos. Desde luego que existe una enorme diferencia en la complejidad del pensamiento entre el humano y el animal. Los pensamientos de los animales pueden estar limitados a simple conciencia perceptual, pensar acerca del mundo concreto —alimento, predadores y compañeros sociales— sin ningún pensamiento introspectivo acerca del pensar en sí mismo. El pensar acerca de los resultados probables de acciones alternativas es mucho más seguro que probarlas en el mundo real, donde los errores son con frecuencia fatales.

La versatilidad con que los animales se enfrentan a los retos que encaran con frecuencia sugiere que ciertamente estan pensando acerca de lo que están haciendo. Los chimpancés, por ejemplo, preparan varas de manera cuidadosa para introducirlas en los nidos de las termitas, y con frecuencia se ven obligados a hacerlo a cierta distancia del lugar en donde éstas se usarán para obtener el alimento. El pez herón de lomo verde pesca ocasionalmente con un cebo. El herón rompe una pequeña vara en piezas aún mas pequeñas, las lleva a la orilla del agua, las deja caer en ella, observa fijamente a los pequeños peces atraidos por el cebo flotante y los pesca. Sin embargo, los conductistas aun argumentan que no importa qué tan habilidosa o ingeniosa sea la conducta, no hay forma de decir si el animal está conciente de lo que hace.

Una aproximación más prometedora al problema de identificar las experiencias mentales surge de la versatilidad y del contexto de la comunicación animal. Aunque por costumbre sean consideradas como productos incidentales de los estados fisiológicos, aproximadamente análogas a los quejidos del dolor, se sabe ahora que algunas señales animales trasmiten información semántica acerca de objetos y eventos significativos. Estas pueden ser informaciones acerca de acontecimientos inmediatos, como por ejemplo, las llamadas de alarma de los monos verdes que advierten a sus compañeros de la presencia de un predador específico y, con ello, de qué conducta de escape es la apropiada. En otros casos, las señales de los animales identifican cosas que no forman parte del entorno inmediato, pero que deben ser recordadas o anticipadas. Por ejemplo, la oscilante danza de las abejas indica la dirección, distancia y factibilidad de las fuentes de alimento, agua o cavidades apropiadas para una nueva colonia, situados todos ellos lejos, temporal y espacialmente, del sitio donde la comunicación tiene lugar.

La comunicación animal frecuentemente involucra intercambios recíprocos, cuando un animal responde a señales de otros que alteran sus propias señales en un diálogo simple. Algunas veces tal comunicación conduce a un grupo a tomar decisiones importantes, como la elección de la cavidad más apropiada para el establecimiento de una nueva colonia en abejas cautivas.

Cuando los animales hacen esfuerzos exhaustivos y mutuamente ajustados para comunicarse con otros, bien podrían estar reportando pensamientos conscientes simples y también sentimientos emocionales. Claro está que no podemos probar esto rigurosamente en algún caso específico, como tampoco asegurarnos de lo que otras personas piensan o sienten. Pero un nivel comparable y útil de inferencia precisa parece ser razonable en lo general. Un loro africano gris ha sido adiestrado con el objetivo de imitar palabras del inglés para pedir cosas con las que quiere jugar, y también que responda a preguntas acerca del color o de la forma, para decir si dos objetos son iguales o diferentes y si difieren en forma o en color. Este loro y los varios chimpancés que aprendieron a comunicarse por medio de teclados o por gestos derivados de las señales del Lenguaje Americano de Señas expresan informes y solicitudes simples. Aunque, comparada con los notables alcances del lenguaje humano, esta comunicación extremadamente limitada es completamente suficiente para comunicar pensamientos sencillos.

Las señales comunicativas que los animales intercambian proveen datos objetivos para el análisis científico. Por ejemplo, los *playbacks* experimentales de registros de vocalizaciones y la observación de las respuestas de otros animales ayudan a clarificar precisamente qué tipo de información se está transmitiendo. Por lo tanto, la interpretación crítica de la comunicación animal constituye una ventana útil hacia la mente animal. En el acto de comunicarse los animales pueden ser capaces de contarnos explícita y directamente acerca de algunos de sus pensamientos y deseos, siempre y cuando estemos preparados para escuchar.

2 LA TEXTURA COGNITIVA DEL COMPORTAMIENTO

José Luis Díaz

1 Proceso

La idea de que el movimiento corporal y la conducta en general reflejan o expresan estados mentales parece de una validez obvia, pero dista de estar lo suficientemente analizada tanto desde el punto de vista teórico como factual. En el presente trabajo me propongo especificar algunas relaciones entre mente y conducta haciendo un análisis relativamente meticuloso de la estructura del comportamiento mostrando, paso a paso, su significado y pertinencia cognitivas. La idea fundamental que se deriva de este intento es que las relaciones entre mente y conducta parecen en principio bidireccionales, pero que un análisis más detallado revela su unidad cognitiva en términos de estructuración, propiedades y características, unidad que tiene como objeto al organismo considerado como un sistema y como objetivo la adaptación de este sistema al medio ambiente.

El término de "conducta" se utiliza en todas las ciencias para identificar *pautas de acción de sistemas íntegros*. El caso que en particular interesa a las ciencias de la mente y del comportamiento es el de los organismos biológicos dotados de sistema nervioso. En estos el vocablo se refiere a la acción motora que resulta de la actividad muscular, acción que se manifiesta como *formas corporales en movimiento*. Dada la intrínseca complejidad de la conducta y la notoria ambigüedad en su abordaje científico se generaron, además de múltiples niveles de análisis, diversas tendencias teóricas que pueden ser agrupadas en cuatro fundamentales. En la figura 1 aparece el diagrama de un organismo biológico con los dos sistemas fundamentales que intervienen en el comportamiento, el Sistema Nervioso representado por el círculo central y el Sistema Musculoesquelético por el círculo externo. Una de las tendencias teóricas predominantes en las ciencias de la conducta está representada por la flecha *a*. Según esta noción, la conducta constituye la expresión de la actividad del sistema nervioso. Esta es, ciertamente, una idea de sentido común según la cual el comportamiento está causalmente determinado por ciertas funciones específicas del cerebro, algunas de las cuales, a su vez, corresponden de manera aun no determinada a actividades mentales. Esta sería una idea claramente favorecida tanto por la Neurofisiología, como por la noción de expresión de las emociones que usan los etólogos heredada de Darwin o los psiquiatras de orientación biomédica. La segunda tendencia, representada por la letra *b*, enfatiza a la conducta como acción o incluso como efecto del organismo sobre el medio, con lo cual el papel del sistema nervioso o de la mente se pasa por alto o se minimiza. El conductismo clásico o la ergonomía se ubican claramente en esta tendencia. En tercer lugar, y sin formar una doctrina o escuela específicas, múltiples hallazgos dispersos y algunos conceptos como el de "reacciones de orientación" de los neurofisiólogos soviéticos indican que la conducta se encuentra estrechamente vinculada a la percepción. En efecto, como se esquematiza por la flecha *c* los estímulos externos e internos son buscados o evitados por movimientos, actitudes, posturas y secuencias de actos. De esta forma, la conexión entre percepción y conducta no es simplemente el constituir la entrada y salida de información al sistema nervioso, sino que conforman una unidad integrada de tal manera que tanto la percepción es modulada por el comportamiento como éste es dirigido por aquélla. Finalmente existen proposiciones y evidencias de que la conducta modula los estados cerebrales y mentales (flecha *d*, Fig. 1) tanto en los fundamentos de prácticas de relajación e introspección milenarias como el yoga o el zen, como en múltiples terapias "somato-psíquicas" del tipo de la bioenergética. En este inciso se puede evocar que, en su discurso de aceptación del premio Nobel, Nikko Tinbergen (1974) hizo una defensa apasionada de la terapia de Alexander la cual, al restaurar los usos del sistema musculoesquelético, mejora notablemente anomalías neuro–vegetativas y el estado de ánimo.

Es notorio que cada una de estas cuatro posturas teóricas tiene elementos de veracidad y que la conducta sirve a los cuatro propósitos de expresar, efectuar, adquirir y modular la información. Visto de esta forma podemos afirmar que el comportamiento es un *mecanismo intermediario entre el organismo y su medio am-*

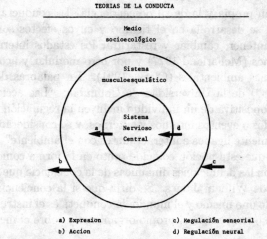

a) Expresion   c) Regulación sensorial
b) Accion   d) Regulación neural

FIGURA 1. Esquema de un organismo biológico en el cual se ubica el Sistema Nervioso Central en el circulo interno y el Sistema Musculoesquelético en la periferia. Las diversas teorías de la conducta se agrupan en cuatro tendencias representadas por flechas y letras. La conducta entendida como (a) *expresión* de la actividad nerviosa, (b) *acción* o *efecto* del organismo sobre el medio, (c) *modulación de la percepción*, (d) *modulación de estados psiconeurales*.

biente. Es mediante la conducta que se modula la recepción y la emisión de información que conectan o, mejor dicho, unifican al sujeto con su medio. Las formas corporales en movimiento acarrean y delinean la relación del organismo con su entorno. Esta perspectiva ecológica del comportamiento, viene a coincidir, significativamente, con la teoría ecológica de la percepción (Gibson, 1979; Turev, Solomon y Burton, 1989) que elimina el dualismo al subrayar la mutualidad del individuo y su medio. La percepción y la conducta serían medios por los cuales el individuo mantiene contacto con su ambiente y solo pueden ser cabalmente comprendidos en una escala ecológica de individuos y medios más que en lenguajes de estados mentales, de representación o computacionales que, si bien claramente pertinentes, vienen a resultar reduccionistas y restringidos. En efecto, los organismos viven en medios complejos y cambiantes por lo que les conciernen elecciones conductuales muy diversas cuyas consecuencias definen su estabilidad, homeostasis y, ciertamente su capacidad reproductiva, su vida misma y la adaptación propia y la de su descendencia. La conducta es un proceso que se desarrolla en el tiempo y cuyos efectos son, por un lado, mantener, cambiar y restarurar los estados internos de los organismos (McFarland 1977) y por otro modular y acoplarse a las presiones ambientales (Clark, 1991). En palabras de J.R. Higgins (1980) de la Universidad de Columbia: "Las acciones o conducta propositiva de un individuo incluyen la regulación y control de estados o eventos internos y externos, y se consideran como inextricablemente ligadas e interactuantes con el ambiente". Debo hacer notar que esta noción coincide tanto en la forma como en el contenido con las definiciones dinámicas de la conciencia que se han ofrecido desde William James. Se diría que si la conciencia es el percatarse de uno mismo y el mundo, la conducta es el instrumento que permite operar sobre el propio organismo y sobre el medio.

2   CATEGORÍA

La posibilidad de efectuar una descripción sistemática del comportamiento es un tema obligado para establecer su análisis formal y proponer una base empírica sólida para vincular la conducta con la cognición. Por ello no es en vano que la idea de que la conducta está constituida por bloques o unidades componentes sea común a la reflejología de Pavlov, al conductismo de Skinner y a la etología clásica (véase Thompson y Lubinski, 1986). De manera prácticamente idéntica a la idea del flujo de la conciencia de William James existe un "flujo de la conducta" constituido por unidades relativamente identificables que ocurren en cierta secuencia, combinación, ritmo y cualidad (Díaz, 1985). El analista del comportamiento espontáneo segmenta el flujo en pautas identificables. Cada una de ellas es una abstracción a la cual hay que especificarle la localización, la orientación, la topografía, las propiedades intrínsecas y los efectos físicos (Drummond, 1981). De esta manera, el conocimiento de tales unidades no es axiomático, sino que debe obtenerse por métodos empíricos. En una palabra: a las unidades conductuales se llega mediante criterios para establecer clases.

Las ciencias conductuales son fundamentalmente observacionales, es decir que dependen de la percepción sensorial y la descripción por parte de un observador más que de instrumentos. Esto quiere decir que el observador percibe la actividad de un organismo y la pone en palabras. La descripción libre, digamos la crónica de los eventos conductuales, fue durante años la única herramienta de ciencias como la Etología. Eventualmente el análisis de las crónicas de evaluación conductual mostró regularidades en el uso de nombres y verbos que identificaban instancias o acciones relativamente específicas. Esto implicaba que podrían establecerse categorías. La transición del lenguaje informal al formal ocurrió, como suele suceder en los cambios de paradigma, de forma relativamente brusca a principio de los años setenta y ha quedado una interfase de interés relativamente olvidada en el análisis lingüístico de las crónicas conductuales que desemboca en el hallazgo de regularidades como el uso de nombres y verbos que identifican instancias o acciones específicas (véase Ray y Delprato, 1989). En la misma época se introdujeron dos nociones: la necesidad de estandarizar los métodos de observación mediante la definición precisa de conductas, el uso de técnicas de muestreo rigurosas y la necesidad de presentar datos cuantitativos y análisis matemáticos derivados de estas. Esto permitio descripciones lingüísticas formales en términos singulares que constituyeron categorías susceptibles de ser contadas.

La introducción de definiciones operacionales rigurosas ha sido una de las aportaciones fundamentales de la etología cuantitativa a las ciencias del comportamiento. Estas definiciones se derivan directamente de las nociones de "pautas de acción fija" y de "unidades conductuales" de los etólogos clásicos, y que son *pautas espaciotemporales de actividad muscular* definibles por sus funciones o metas aparentes. De esta manera, las categorías conductuales no son simplemente palabras que indican movimientos, sino que significan más, ya que suponen la existencia no solo de los elementos formales del movimiento, sino de sus elementos significativos en términos adaptativos. Los límites de la disección de las supuestas unidades conductuales no han sido establecidos unívocamente y no han resultado en un etograma fijo que sería el inventario completo y estandarizado de comportamientos de una especie animal. Los investigadores prefieren hablar ya no de etogramas sino de catálogos que son simples enumeraciones de actos distinguibles y definidos operacionalmente. Como sucede con las monografías de taxonomía sistemática los catálogos suplen de una terminología más o menos estandarizada que facilita las comparaciones. Dicha taxonomía puede ser obtenida ya no al gusto o intuición de un observador dado, sino que puede generarse de manera rigurosa. Así, hay estimaciones del número de actos que se necesitan en un muestreo para agregar nuevas categorías al catálogo de las existentes en una especie y métodos para calcular el tamaño del repertorio (Fagen y Goldman, 1977). La unidad conductual es, entonces, una categoría informacional que se define por tres elementos formantes: la amplitud que se presenta por una ejecución espacial, la duración y el tono muscular. La forma resultante constituye una totalidad topológica y cinética por la que se expresa un mensaje y que se ajusta, como las unidades musicales y lingüísticas, al teorema de Fourier como resultante de un número de curvas determinadas por la contracción de músculos particulares en superposición y sucesión (Díaz, 1985). La unidad conductual es, entonces, un elemento organizado del comportamiento, una unidad informacional.

Una innovación en el análisis de las unidades conductuales sobrevino cuando se estableció que los etogramas o inventarios de comportamientos utilizados incluian indistintamente términos morfológicos, como "mostrar dientes" o "levantar cejas" y términos funcionales como "ataque" o "sonrisa" (Purton, 1978).

Las diferencias entre los conceptos morfológicos y funcionales se han mostrado claramente en dos estudios virtualmente iguales sobre la conducta de presentación pudenda en primates, a la cual se le pueden asignar —por el análisis de las conductas acompañantes y la identificación de los contextos en los que ocurren— funciones muy distintas, como apaciguadoras, sumisivas, afiliativas, sexuales, solicitudes de aseo y para asear (Espinosa y Díaz, 1978; Hausfater y Takacs, 1987). Por estas razones se hace indispensable el definir las unidades conductuales en términos estrictamente morfológicos o anatómicos para, en fases sucesivas, establecer por el análisis del contexto en el que ocurren sus metas o funciones. Es importante subrayar en este punto que la asignación funcional a las categorías morfológicas supone, al mismo tiempo, la existencia de representaciones cognitivas ya que llena los requisitos informacionales para establecer tal asignación. Esto quiere decir que la sola producción de comportamientos complejos es un requisito necesario, pero no suficiente para establecer actos mentales; es necesario demostrar que estos comportamientos específicos se usan de manera funcionalmente diversa en respuesta a estímulos ambientales distintos.

En relación a este punto es interesante anotar que con el tiempo se vino a poner en claro otra dificultad técnica importante en los estudios basados en categorías conductuales: la variación del acuerdo entre observadores independientes. En nuestro laboratorio hicimos alguna vez la prueba de registrar la frecuencia de aparición de una conducta específica y rígidamente definida (la postura "erguido") en la filmación de una hora de conducta exploratoria de un ratón. Las frecuencias obtenidas por diez observadores independientes en la primera tanda de observación variaron entre 12 y 121. La corrección sucesiva de la definición disminuyó la variabilidad hasta que encontramos una definición morfológica muy precisa que resultó en frecuencias de registro con variaciones aceptables. Las estadísticas para analizar las concordancias inter–observador son un problema general a las ciencias morfológicas, como sucede por ejemplo con los diagnósticos clínicos e histopatológicos y han sido meticulosamente delineadas (O'Connell y Dobson, 1984). Así, aunque es importante recordar que en los estudios clínicos y observacionales los acuerdos interobservador no pueden ser perfectos (como sucede, por ejemplo, con la evaluación de reflejos y respuestas motoras en pacientes comatosos realizada por Born, Hans, Albert y Bonnal, 1987), un acuerdo interobservador muy alto es un requisito metodológico indispensable en cualquier estudio cuantitativo. Llegamos así a la conclusión de que las raices de la partición de la conducta en unidades son de orden cognoscitivo. Esta idea puede sustanciarse con el estudio de Pellegrini (1989) sobre la categoría denominada "Juego brusco" aplicada a niños. Al usar métodos factoriales, análisis motivacional y entrevistas, Pellegrini encontró que la categoría podría separarse en varias subcategorías de acuerdo a sus funciones y que las diferencias entre ellas consistían en procesamientos distintos de la información. Por último, es importante recalcar que no es probable que existan "unidades conductuales" rigidamente caracterizables y definibles. Aún las categorías anatómicas tienen variaciones sutiles y quizás innumerables. Los actos se suceden unos a otros no de una manera brusca sino que hay pautas de transformación. Con base en esta taxonomía es posible analizar diversas categorías conductuales que van desde un microuniverso constituido por movimientos simples, pasan por rubros de complejidad creciente, como actos, acciones y actividades para desembocar en los componentes sociales de la conducta.

En cualquier caso, la disección anatómica del comportamiento y la consecutiva identificación de unidades componentes ha prohijado la evaluación cuantitativa de la conducta. Faltaría establecer, para los propósitos de este ensayo, si el análisis cuantitativo permite un mayor acercamiento a los procesos mentales que el registro puramente anecdótico o funcional. Los conteos de número de ocurrencias de determinada conducta en un lapso determinado de tiempo constituyen el parámetro cuantitativo de la frecuencia, el cómputo del tiempo de dicho comportamiento constituye la duración total y la duración promedio de la conducta puede obtenerse de manera global dividiendo el tiempo total entre la frecuencia o, de manera más rigurosa, estableciendo la media y la variacion de las duraciones de cada instancia de la conducta registradas. La simple medición de estos parámetros elementales puede relacionarse a estados cognitivos particulares. Por ejemplo, en nuestro laboratorio J. Ramón Murillo ha observado diferencias en frecuencia y duración de múltiples conductas específicas en grupos de gatos en dos situaciones ambientales y funcionales diferentes: antes y después del alimento. De esta manera no sólo una unidad de conducta se usa con metas diversas en diferentes contextos ambientales con lo cual adquiere diversas funciones, sino que la misma unidad varía en sus elementos cuantitativos de frecuencia y duración de acuerdo a diversos estados funcionales y cognitivos.

3 Movimiento

Además de la "categoría", otra noción fundamental para el análisis de la conducta es el movimiento y, en consecuencia, el problema de definir y describir cuantitativamente la variablidad de una secuencia de movimientos corporales ha recibido una atención creciente en los últimos lustros. El análisis del movimiento muscular resulta sumamente complejo. Arend y Higgins (1976) distinguen tres órdenes de análisis, cada uno disecable en varios factores. El primer orden clasifica a los movimientos de acuerdo al *medio de ejecución* (como soporte, propulsión, absorción, corrección y suspensión), de acuerdo a su *carácter* (transporte, locomoción, estabilidad o manipulación), de acuerdo a su *tipo* (linear, curvo, rotación, oscilatorio, repetitivo) y a su *velocidad*. El segundo orden distingue el análisis *cinemático* que valora la *dinámica* global del movimiento (desplazamiento, aceleración, relación entre partes), la *cinética* (magnitud y características de las fuerzas ejercidas), la *temporalidad*, la *forma*, el *esfuerzo* (tensión, peso) y la *cualidad* (en calificativos como "delineado", "vigoroso", "sostenido", "repentino"). El tercer orden de análisis se refiere a los *correlatos* del movimiento, sean estos *biomecánicos* (suma de fuerzas, centro de gravedad etc.), *kinesiológicos* (músculos involucrados y grado de contracción o extensión de cada uno) y *estratégicos*. Para Susan Higgins (1985) los movimientos son estructuras dinámicas y coherentes de acción muscular que presentan los organismos en referencia a una meta y que surgen para adaptarse a fuerzas y restricciones del medio ambiente. De esta forma, el movimiento que emerge en la evolución y la ontogenia es aquel que se adapta optimamente a las restricciones ambientales. El movimiento es una forma dinámica que representa un balance armónico dotado de una estabilidad que no está determinada solamente por las características físicas y biológicas del sujeto, sino que se define por la interacción con el medio ambiente. De hecho las formas dinámicas de los organismos biológicos reproducen características físicas del mundo externo: las pautas de movimiento de las aletas del pez reflejan las propiedades hidrodinámicas del agua. Así, la organización del movimiento se conforma en respuesta a las demandas de la meta, a las restricciones biomecánicas y morfológicas del sistema mismo y a las del medio ambiente. La organización del movimiento tiende a la adaptación más eficiente, es decir a la que requiere menor gasto energético, la que sea más compatible con la morfología del sistema y la que se encuentre con la menor resistencia del medio. En una palabra: la organización del movimiento, es decir su estructura espaciotemporal, es una expresión de la solución momentánea de los aspectos interactuantes de la estructura externa, la interna, el campo de fuerzas y la meta. Susan Higgins denomina "meta" a la fuerza directiva de la organización del movimiento, aquella que provee su significado funcional y valor adaptativo. La meta es la base inherente en la organización del movimiento y tiene como sostén un *plan*. ¿En qué consiste este plan?

Una visión lineal del comportamiento, entre varias que se pueden proponer, cubriría los siguientes estadios: (1) el enunciado de la meta que involucra deseos, motivaciones y formulaciones, (2) la evaluación de la situación actual mediante el uso de la percepción, la memoria a corto plazo y el juicio, (3) el diseño del plan, en el que intervienen la memoria de largo plazo y la imaginación, (4) el desarrollo de la acción y (5) la obtención de la meta. Cabe recordar que en la conducta se dan ciclos de acción–percepción que cubren las etapas descritas de manera intercalada en vez de linear. En efecto, desde los prolegómenos de la cibernética Rosenblueth y Wiener (citados por Wallis, 1976, pp 209) se estableció que debe existir un sistema control de retroalimentación o *feedback* que funciona al corregir las alteraciones en el curso del movimiento y otro sistema de control de prealimentación o *feedforward* que usa el estado inicial y la representación de la meta para determinar su logro mediante la ejecución de un solo movimiento (véase también: Arbib, 1985).

Un organismo controla dos o más variables de su movimiento simultáneamente. Por ejemplo, para alcanzar un blanco se controlan la velocidad, la dirección y la forma o para mantener una postura puede modificarse la tensión de diferentes grupos musculares simultáneamente. Es así que para analizar los movimientos relativamente simples de alcanzar un objeto con el brazo (Bullock y Grossberg, 1991) es necesario evaluar las longitudes de los músculos del brazo, las longitudes de los segmentos, los ángulos de las articulaciones y la posición final de la mano en el espacio. La posición de la mano está determinada por los factores anteriores de tal forma que cada cambio en ella puede describirse en términos de cambios en las elongaciones de conjuntos de músculos. El cerebro controla indirectamente la posición de la mano controlando directamente las longitudes musculares. Para ello el sistema nervioso mide estas longitudes y compensa reactivamente los errores mediante un servomecanismo sensorial que incluye reflejos de estiramiento. En suma: la conducta intencional que tiene como objetivo lograr ciertos efectos está condicionada por éstos. De esta forma cuando efectuamos actos voluntarios parece que hacemos algo muy simple, pero sabemos que el control involucra la actividad coordinada de millones de sinapsis y fibras musculares. ¿Cómo logra el sistema nervioso conseguir esto?

4   CONTROL

La evolución de las ideas del papel del cerebro en el movimiento es de gran interés (véase Klivington, 1989). A principios de siglo se creía que el control motor era una jerarquía menor en la organización neural y que, por lo tanto, estaba confinado al tallo cerebral y la médula espinal. El genial neurólogo británico Hughlings Jackson difirió de esta opinión y postuló que la corteza cerebral tenía regiones que controlaban el movimiento mediante la activación de grupos musculares dirigidos a realizar un movimiento específico. Pavlov consideró que la corteza cerebral estaba también comprometida en las tareas motoras pero que estas se especificaban como reflejos. Más tarde se encontraron las áreas puntuales de control motor mediante los experimentos de estimulación eléctrica de la corteza con los cuales parecía favorecerse la idea de que la corteza motora controlaba músculos específicos y Woolsey estableció el mapa de estos puntos. Estos hallazgos sugerían que la corteza iniciaba los movimientos mediante el control de músculos mas que de acciones. Sin embargo, Kwan y col. en 1978, utilizando estimulación eléctrica mucho más puntual y definida en la corteza motora no observaron contracciones de músculos específicos sino modificaciones en las relaciones espaciales del brazo. La idea actual es que los músculos individuales están representados en zonas amplias de la corteza y que varios músculos lo están en sitios puntuales, de tal manera que la corteza programa acciones, mas que movimientos, lo cual viene a favorecer la hipótesis ya centenaria de Hughlings Jackson.

Un mecanismo por el cual se simplifica el control motor es el uso de señales inespecíficas que se generan en un lugar de comando y se despachan en abanico a múltiples células blanco. Esto implica que un número relativamente modesto de circuitos neuronales puede llegar a explicar grandes porciones de la habilidad motora de los organismo superiores. La idea de "neuronas comando" para la iniciación del movimiento se conformó hace más de 40 años y se difundió ampliamente como explicación neural de la conducta. A pesar de todo ello no se ha producido una prueba fehaciente de la existencia de tales neuronas. Es así que en una serie de experimentos diseñados para poner a prueba de manera crucial a la hipótesis de la neurona comando, Robert Eaton y Randolf DiDomenico (1985) de la Universidad de Colorado analizaron la actividad de las células de Mauthner, dos neuronas de la formación reticular pontina que inician la conducta de sobresalto y huída en diversos peces y anfibios. Los resultados obtenidos son incompatibles con el concepto de neuronas comando y los autores establecieron que había dificultades conceptuales y operacionales en el propio concepto por lo que abogan por su desaparición. Lo que debe sustituir a la idea estructural de células de comando es la de un sistema dinámico que dé origen a movimientos o conductas específicas, una noción que ha sido delineada por diversos neurocientíficos (véase Llinas y Bunge, 1978; Klivington, 1986). Los resultados más actuales del control motor apoyan la idea de sistemas dinámicos comando en los que las neuronas motoras funcionan como una contraparte de las sensoriales que detectan características del medio en el sentido que no hay células corticales que inerven un sector muscular o estén programadas para un movimiento específico, sino que las neuronas descargan según características generales del movimiento, como ángulo o dirección. Por ejemplo, en el laboratorio Philip Bard de la Universidad Johns Hopkins (Georgopulos, Schwartz y Kettner, 1986) se ha mostrado, mediante el registro unicelular de neuronas involucradas en la iniciación del movimiento del brazo en monos, que las células están programadas para dar la dirección al movimiento y que reciben información precisamente de la región corporal en movimiento.

Esta integración neural sensitivo–motora se ha documentado con mayor detalle en los últimos años. Heiligenberg revisa esta evidencia en 1991 y destaca el hecho de que la representación del espacio sensorial ofrece también una codificación de programas motores "si la longitud y los vectores que caracterizan los movimientos en el espacio están continuamente mapeados en un registro topográfico con la representación sensorial" (p. 257). Estas evidencias implican que existe un empalme topográfico y funcional entre los campos sensoriales y el programa motor que dirige la contracción y relajación de grupos musculares precisos en referencia a una meta. ¿En qué consisten ese empalme y este programa?

Curiosamente la mejor respuesta a esta pregunta no proviene de la Neurofisiología de la corteza cerebral, cuya complejidad impide por ahora su abordaje adecuado, sino de la Neuroetología que ha usado organismos muy simples. En efecto, en algunos insectos se conoce en qué consisten los programas motores para realizar movimientos simples, como el canto de la cigarra. En esencia se trata de frecuencias de descarga de grupos neuronales específicos que inervan músculos particulares, grupos que, aunque pueden funcionar con independencia de otros, necesitan de la llegada de información de múltiples modalidades sensoriales y somáticas. El extenso trabajo de Ewert (1985) sobre la conducta de atrapar presas en el sapo es muy demostrativo de la utilidad del paradigma neuroetológico. Sus resultados implican que el espacio visual está mapeado en el cerebro del sapo de forma múltiple, así que las neuronas especializadas en el reconocimiento y localización de estímulos muestran propiedades de ser unidades de redes funcionales. La activación de los generadores de movimiento para las acciones específicas requieren de la entrada coincidente de neuronas especializadas que forman un sistema de comando. El sistema de comando es, entonces, una interfase sensitivo–motora que integra la información sensorial, activa el sistema generador de movimiento e integra la información de los estados internos del organismo. Ahora bien, un requisito para considerar a un sistema neuronal como parte del sistema motivacional intermediario, no es que induzca respuestas de las neuronas motoras directamente sino que afecte su probabilidad de disparo mediante cambios en su excitabilidad (Heiligenberg, 1991). Subrayo la idea de que el comando es un sistema dinámico que no correponde a las motoneuronas, sino al intermediario o integrador de las aferencias y las eferencias, un primordio, quizás, de los sistemas de asociación e intencionalidad.

En el ser humano el programa motor debe ser de una complejidad mucho mayor ya que existen varias zonas cerebrales involucradas en el movimiento además de la corteza. En efecto, de gran interés ha resultado la evidencia de que el movimiento no se inicia en la corteza como si surgiera de la nada. La iniciación depende de influencias previas de varias zonas cerebrales particulares, una es el sistema límbico, la cual posiblemente provee del aspecto afectivo que llamamos "motivación", otra proviene de la corteza frontal premotora que se activa siempre antes de un movimiento voluntario y que constituye la parte cognitiva o "intencional" del movimiento, una más de la corteza de asociación en la que convergen sistemas sensoriales y que acoplan la acción motora a la percepción. Además, el cerebelo provee de la guía sensorial a la corteza motora y los ganglios basales de componentes elementales y aprendidos. De esta forma, cada movimiento implica la orquestación adecuada de estos componentes que funcionan como un sistema (vease Enoka y Stuart, 1986; Leiner, Leiner y Dow, 1986; Klivingston, 1989 capítulo X).

Ahora bien, en lo que se refiere a la parte más "distal" o motriz del movimiento, han habido investigaciones que resaltan la importancia del polo muscular en la organización del movimiento y que indican que no se trata simplemente de la desembocadura de la información proveniente del cerebro sino que conforman, como se ha apuntado arriba repetidamente, una unidad homeorrética de *feedforward.* Hatze (1986) de la universidad de Viena, ha definido 17 segmentos y 21 coordenadas configuracionales en un modelo de cuerpo humano para analizar la variablidad aprendida de los movimientos iterativos como la marcha. Hatze identifica y formaliza algunas de las causas de la variación motríz como las perturbaciones de los sistemas musculoesquelético y nervioso, perturbaciones durante el movimiento de fuerzas externas o internas, aferencias sensoriales y los programas motores que controlan la ejecución. En el mismo sentido se encuentran las mediciones de actividad de todos los músculos individuales de la pierna durante la ejecución de un movimiento con lo cual se han construido modelos funcionales jerárquicos del desarrollo del movimiento (Pierrynowski y Morrison, 1985). Finalmente, Hogan y Flash del MIT (1987) han expresado soluciones matemáticas para los movimientos voluntarios con un objetivo específico, como tomar un objeto con la mano, soluciones que proporcionan una medida cuantitativa de la suavidad y la gracia con la qúe característicamente se efectúan tales movimientos e implican que los movimientos voluntarios tienden hacia una máxima suavidad en su ejecución.

Toda esta evidencia sugiere que, a pesar de que los análisis del movimiento usualmente se restringen a sus variables morfológicas o sustratos fisiológicos, la importancia de los mecanismos cognitivos no puede exagerarse. En cualquier movimiento intervienen la percepción espacial, la representación cognitiva del espacio y el control motor. Es así que utilizando personas ciegas E. R. Sterlow (1985) de la Universidad de California ha mostrado la importancia de la representación perceptual y cognitiva en el control de la motilidad así como las influencias del medio ambiente artificial sobre los desplazamientos y la cognición espacial. El movimiento está dirigido por estímulos visuales y no visuales y controlado por procesos de aprendizaje espacial, planes motores, así como por esquemas y mapas cognitivos. En el transcurso mismo de la acción se mantiene y se re–elabora la representación espacial de tal manera que esta es un proceso activo. El plan se modifica al tiempo que la acción provee de nueva información. Es evidente que una gran cantidad de conductas específicas y de tiempo activo están determinadas y modulados por la percepción. La simple manutención de una postura involucra virtualmente a todos los segmentos corporales y requiere la integración de múltiples modalidades sensoriales, como la visual, la vestibular y la somatosensorial. De esta manera la relación entre percepción y acción dista de ser la simple entrada y salida de información según la cual el estímulo permite predecir la respuesta. La cantidad de variables que influyen en esta relación (y que están profusamente ilustradas por el contenido de la revista *Perceptual and Motor Skills*) previene por el momento la construcción de un modelo apropiado que sustituya los ya existentes de estadios en cadena (Massaro, 1990).

Como último punto en la demostración de la pertinencia cognitiva del movimiento es necesario señalar que es en los cambios de organización del movimiento donde se observan de manera empírica las consecuencias del aprendizaje. De hecho, la evidencia completa de la escuela ginebrina de Jean Piaget indica que la modificación del acto es la parte operativa de tal aprendizaje. De esta forma las operaciones propositivas de los organismos son las que conducen la evolución de sus operaciones mentales y, viceversa, las operaciones mentales engendran metas cada vez más elaboradas que dirigen la acción. Consecuentemente, para analizar el comportamiento de manera completa se hace necesario definir cómo se elaboran los planes de acción y cómo se estructuran las representaciones que les dan origen y se modifican por su ejecución.

5 Acción

La vida puede definirse por la actividad interna y externa de un organismo. Todo organismo vive con miras a la acción y actúa con miras a mantener su vida. El ejercicio de la actividad corporal es lo que constituye el proceso vital mismo y lo que establece el vínculo entre la intención y las realizaciones. Lo que se ejecutan son, estrictamente hablando, motivaciones e intenciones ya que las contracciones musculares suceden, en general, de forma inconsciente (Wallis, 1976). De manera complementaria podemos afirmar, como lo hicieran Buytendijk y Plessner desde los años 20 (citados por Grene, 1968), que lo que observamos en la conducta de un organismo no son movimientos musculares sino significados e intenciones. Esta idea se refuerza por el hecho de que los organismos pueden ejecutar las mismas acciones aun cuando pierdan partes del cuerpo que normalmente usan para llevarlas a efecto (vease Polanyi, 1958, pp 338). Por estas razones, en la teoría del comportamiento se distinguen los actos o las acciones de los eventos, por el hecho de que los primeros están causados por procesos mentales particulares como deseos o decisiones y se pueden ejecutar de maneras muy diversas (como escribir con la mano o con la boca); en tanto que los segundos están determinados por factores en los que no interviene la voluntad, como serían los reflejos, los acomodos o los espasmos. Ahora bien los actos intencionales pueden distinguirse de los deliberados. Una acción deliberada es aquella que resulta de la evaluación de sus consecuencias, en tanto que hay múltiples acciones habituales, como comer, deambular o conducir un auto que se realizan de forma semiautomática aunque dotada de diversos grados de intencionalidad (Foley, 1977). A pesar de la importancia de estas distinciones en la filosofía de la acción es patente que en la práctica resulta muy difícil distinguir los actos por sus diversos grados de intencionalidad y que una distinción demasiado tajante entre conductas intencionales y causales no solo es simplista sino falsa (vease Toulmin, 1986). Sin embargo hay algunas investigaciones que abordan este problema con métodos, podriamos decir, cognitvo–etológicos. Por ejemplo, Cristina Leonard de la Universidad de Florida (citado en Science 253: 29, 1991) acumuló una serie de imágenes de diversos tipos de sonrisas filmadas en cuatro mujeres, cuantificó la evolución temporal de cada una y pidió a observadores que las calificaran según les hubieran complacido. Los observadores distinguieron claramente las sonrisas forzadas de las espontáneas y fue posible establecer los factores espaciales y temporales de la ejecución de estas diferencias.

Desde el punto de vista del comportamiento, la palabra *acción* denota una función específica, una operación particular en referencia al entorno, que puede ser realizada con movimientos distintos, como saltar o tomar un objeto. El otro tipo de acciones está destinado a recoger información del medio como ver, escuchar o tocar y acopla la percepción con la conducta (Higgins, 1980). Las acciones, en general, están estructuradas por la percepción y destinadas a producir un resultado sobre el cual se organiza un sistema jerárquico de control (Marken, 1986). En efecto, en tanto la ejecución puede ser analizada por la descripción y medición del movimiento corporal, la acción solo puede definirse en referencia al contexto ambiental en el que ocurre el movimiento. Con respecto a este contexto unitario sujeto–medio, debe destacarse el hecho de que los actos voluntarios, como ciertas conductas del trabajo físico y los contactos mano–cuerpo tienen una duración que se ubica entre 1 y 3 segundos, lo cual viene a coincidir con lo que se llama la "ventana del presente" en términos de la conciencia. En efecto la integración de estímulos sensoriales con programas cortos de acción y que constituyen el campo temporal o la unidad de duración de la conciencia se ha descrito tanto para el ritmo de lectura de poesía como para actos del tipo de saludar con la mano, brincar o arrojar una pelota (Feldhutter, Schleidt y Eibl–Eibensfeldt, 1990).

Ahora bien, desde el punto de vista funcional y en una elaboración conceptual del programa conductista se ha establecido que una actividad que ha resultado eficaz o satisfactoria genera una fuerza instigadora para ejecutarla, fuerza que se puede conceptualizar como un aumento en la proclividad o incentiva para desarrollarla. Esta tendencia a la acción depende de la magnitud de la fuerza instigadora. Por el contrario, si la actividad ha provocado frustración o castigo se genera una fuerza inhibidora, una tendencia negativa que produce una resistencia a desarrollar la actividad. Es así que la ansiedad puede concebirse como una fuerza inhibitoria que retarda o bloquea la iniciación de una actividad dada. Se asume, de esta forma, que existen tendencias motivacionales complejas que subyacen a la expresión conductual de tal manera que la suma de las fuerzas instigadora e inhibitoria se resuelven en una tendencia resultante a desarrollar una actividad, misma que se manifiesta en una fuerza consumatoria la cual depende del valor que asigne el sujeto a la actividad en cuestión. En esta teoría de la acción dinámica de Atkinson y Birch, el organismo se concibe involucrado en un flujo de comportamientos cuya secuencia es el resultado de fuerzas o tendencias antagónicas y puede explicar tanto la consistencia conductual en un ambiente mutable como los cambios de conducta en un ambiente estable, y coincide con la formulación de Clark (1991) del comportamiento dinámico en términos de maximizar o minimizar una función recompensadora final. En el lenguaje de la psicología clásica, las fuerzas instigadoras, inhibitorias y consumatorias de la acción se identificarían con estados motivacionales del individuo, a su vez dependientes de actitudes y creencias.

De esta forma, el sistema motivacional puede ser entendido como mecanismo intermediario entre las causas (estímulos externos o internos) y los efectos (salidas conductuales) que comprenden el flujo de información en un individuo. Ciertamente, uno de los intereses centrales de los etólogos clásicos ha sido analizar las causas proximales del comportamiento en términos de la motivación. Las conclusiones generales de ese programa de investigación son que (1) las actividades particulares solo pueden acontecer cuando el animal se encuentra en el estado motivacional apropiado, (2) existen diferentes niveles de motivación, de tal manera que los del mismo nivel se inhiben mutuamente y los de mayor nivel predominan sobre los de nivel bajo, (3) los estados se activan por estímulos internos y externos específicos y una vez activados tienden a completarse (Barends, 1976). La jerarquía de los sistemas motivacionales, postulada desde otros ángulos por Freud, Lloyd Morgan y MacDougall, dista de estar suficientemente analizada desde la neurofisiología o teorizada desde la filosofía de la acción y la mente.

Desde hace tiempo se ha aceptado que la información sobre el resultado de una acción, sea en términos de lograr su meta o en términos de las pautas de movimiento que condujeron a ello, es crítica para el aprendizaje efectivo y constituye, de hecho, una de las variables más estudiadas del aprendizaje (Schmidt y Young, 1991). Una de las características que mejor demuestran la naturaleza cognitiva de la acción y la conducta es la adquisición de destreza y pericia señalada desde 1934 por Kurt Goldstein (citado por Gere, 1968, pp 263), analizada en detalle por Polanyi (1958) y actualizada por Susan Arend (1980). La destreza es la capacidad de ejecutar una acción de manera cada vez más consistente y eficaz en cualquier variedad de circunstancias. Es así que el desarrollo de la destreza se caracteriza por el aprender a usar el movimiento como una herramienta cada vez más apropiada para obtener una meta. En esencia lo que se aprenden son soluciones a problemas motores, es decir tareas. Este desarrollo implica factores cognitivos de entender las características del ambiente así como las del propio cuerpo y las capacidades de control sobre el movimiento que incluyen algún sistema de reglas para guiar la conducta perceptivo-motora. Podría decirse que la conducta contiene el conocimiento de la tarea aprendida sin que el agente conozca las reglas por las cuales se obtiene la tarea, un hecho extensamente analizado por Michael Polanyi en su clásico *Personal Knowlegde* (1958) en el cual el autor extiende las facultades de adquisición del conocimiento a los animales al subrayar su componente activo y conductual.

Es interesante, para redondear el tema de la adquisición de pericia, señalar que además del bien conocido incremento masivo en la corteza frontal y de asociación, durante la hominización se dieron desarrollos igualmente importantes de otras estructuras cerebrales como los ganglios basales, el tálamo y el cerebelo. En particular, el cerebelo creció desmesuradamente en las últimas etapas de la evolución del hombre, incrementándose entre tres y cinco veces en el último millón de años. Por lo que sabemos de la función del cerebelo este incremento debe estar asociado a la adquisición de destreza manual y, quizás, de destreza intelectual. En efecto, Leiner, Leiner y Dow (1986) proponen que la habilidad manual y la intelectual se encuentran indisolublemente ligadas y que tienen como fundamento neurofisiológico la conexión de las nuevas regiones del cerebelo con la corteza de asociación y con la corteza premotora responsable de la intencionalidad.

6   Textura

Las categorías conductuales reconocidas, sean posturas, movimientos, actos, o acciones, no son autónomas en la expresión del comportamiento sino que interactúan de forma compleja. Mas que la frecuencia o la duración de los actos, las funciones del comportamiento, es decir su significado adaptativo así como los mecanismos motivacionales y cognitivos, se pueden inferir de manera más precisa por el análisis de las combinaciones y, particularmente de las secuencias de los comportamientos, es decir por un estudio de transiciones. El organismo necesita coordinar sus acciones con los objetos y las restricciones medioambientales y de su medio interno. Esta coordinación puede requerir la ejecución en serie de ciertos actos. Es así que la respiración es un parámetro cíclico de inhalaciones y exhalaciones cuya variable de control es la concentración de oxígeno en la sangre. La locomoción constituye el caso mejor estudiado de una conducta cíclica, en particular en lo que se refiere a las diferentes marchas y sus consecuencias fisiológicas y cinéticas. Se sabe que, aunque no se modifique la frecuencia o la duración de ciertas conductas, la transición entre ellas es exquisitamente sensible a cambios del medio o a tratamiento de psicofármacos (Jones y Brain, 1985). Dada su estructura casi lingüística, el análisis matemático de la organización temporal de la conducta se ha complicado exponencialmente desde los análisis de las cadenas de Markov, los modelos estocásticos basados en la teoría de la información, el análisis espectral y la inferencia gramática. Aunque estos análisis son fundamentalmente descriptivos y no distinguen los efectos de los dos factores causales del comportamiento, los internos y los externos, pueden denotar objetivamente las agrupaciones y definen las relaciones entre conductas.

Los análisis secuenciales resultan de un gran interés ya que las frecuencias de transición, es decir las secuencias de elemento a elemento, establecen probabilidades de orden cinemático acordes a la textura en flujo del proceso conductual. Pueden también estudiarse las probabilidades de orden superior mediante diversos procedimientos. Estos análisis deberán desembocar en una especie de análisis "gramatical" o "melódico" del comportamiento, sin que esto indique que la conducta es un lenguaje simbólico, sino que su estructuración en tanto proceso está dotada de múltiples elementos comunes con la lengua y la música (Díaz, 1985). Como un ejemplo inédito de este tipo de análisis secuenciales, en la figura 2 se ilustra un esquema de las probabilidades de transición de las diferentes conductas de aseo individual inducidas en ratones después de nadar durante un minuto. Nótese que las transiciones

FIGURA 2. Diagrama de flujo de transición de las posturas–acciones del aseo inducido por nado en el ratón. El diagrama representa las 9 acciones del aseo definidas por el contacto entre dos partes del cuerpo, especificadas en el ángulo inferior derecho y ubicadas en el diagrama en una vista anatómica superior con la cabeza del ratón arriba y la cola abajo. Las flechas representan a las transiciones que resultaron significativas en un análisis de χ^2 efectuado en la matriz de transición. Los tres grosores de las flechas indican el grado de significancia de la transición específica y los números representan las frecuencias reales con las que se observó la transición indicada por la flecha en 5757 transiciones registradas en 46 ratones. Los detalles de la técnica han sido publicados previamente (Díaz, 1988). Nótense los siguientes hechos: (1) la tendencia del aseo de darse de forma céfalo–caudal y unilateral, (2) la escasa transitividad mutua, es decir la tendencia a sucesiones de una acción a otra pero no de regreso, (3) el papel de las pausas momentáneas (p) como puntualizadoras de las "frases" en el sentido que pueden ocurrir en cualquier punto del aseo, (4) los rascados de la cabeza con los pies (PiC, PdC) ocurren separadamente del flujo general. Todas estas características conducen a considerar la transición del aseo como una estructura gramatical o sintáctica y cumplen, de esta forma, con una de las características esenciales de los procesos cognitivos.

DIAGRAMA DE FLUJO DE TRANSICION DE LAS POSTURAS-ACCIONES DEL ASEO INDUCIDO POR NADO EN EL RATON.

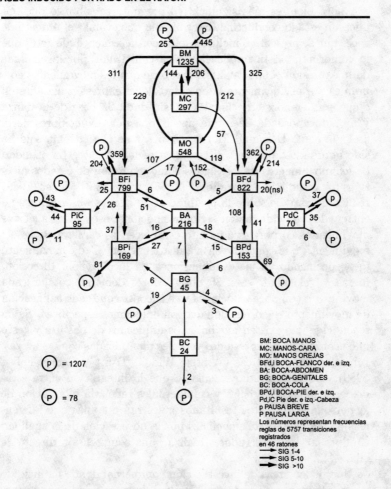

BM: BOCA MANOS
MC: MANOS-CARA
MO: MANOS OREJAS
BFd,i BOCA-FLANCO der. e izq.
BA: BOCA-ABDOMEN
BG: BOCA-GENITALES
BC: BOCA-COLA
BPd,i BOCA-PIE der. e izq.
Pd,iC Pie der. e izq.-Cabeza
p PAUSA BREVE
P PAUSA LARGA
Los números representan frecuencias
reglas de 5757 transiciones
registrados
en 46 ratones
SIG 1-4
SIG 5-10
SIG >10

(p) = 1207

(P) = 78

se agrupan en secuencias de primer orden sumamente estables de las cuales se pueden inferir "frases" o secuencias más complejas. La conducta tiene una estructura temporal de tipo gramatical y se habla de "sintaxis" al detectar organizaciones secuenciales significativas o de reglas gramaticales de la conducta (vease Slater, 1973; Berridge, Fentress y Parr, 1987).

Ahora bien, es más significativo preguntarse sobre lo que implica un estado conductual determinado que evaluar el número de veces que se presenta o incluso establecer la secuencia de actos que lo conforman. Esta implicación está constituida por la *cualidad* de la expresión conductual. El hecho de que los movimientos corporales y específicamente la cualidad de su expresión manifiesten o sugieran estados emocionales es, sin duda, la base de la danza y ha sido abordada de forma anecdótica por divulgadores de la etología como Desmond Morris. A pesar de ello el tema solo ha sido abordado de manera sistemática recientemente. La cualidad de los movimientos de las manos como expresión de estados afectivos fue estudiada por Wallbott (1985), y Marco de Meijer (1989) realizó un estudio sobre la posibilidad de que los observadores no entrenados coincidieran en atribuir emociones específicas a ciertos movimientos corporales e intento establecer las características del movimiento que contribuyen a tal atribución. Cada movimiento fue especificado en siete dimensiones de localización, dirección, fuerza y velocidad. Los 85 observadores debieron cotejar cada movimiento con doce emociones y se encontró que cada calificación de movimiento se correlacionaba con emociones específicas. Se ha reconocido que existen movimientos unificados de postura y gesto que acompañan a expresiones verbales identificadas como sinceras, verdaderas o auténticas (Winter, Widell, Truitt y George-Falvy, 1989). En este estudio se sugiere que la integración entre estados emocionales, verbales y conductuales refleja la integración de la personalidad. Estos resultados muestran que mas que inferencias o atribuciones de emociones por la observación de la cualidad conductual, los observadores realizan una comprensión directa de ella.

Una de las áreas de investigación conductual donde ha incidido de manera más trascendente el análisis de la cualidad es la evaluación de la individualidad. Desde los inicios de esta indagación se propuso que las diferencias interindividuales en la ejecución de la conducta podrían analizarse mejor por métodos cualitativos mas que cuantitativos y correspondió al grupo de Stevenson-Hinde, Stillwell-Barnes y Zunz (1980) en Inglaterra definir personalidades en monos rhesus mediante el uso de adjetivos ("excitable", "confiado" y "sociable") como categorías conductuales. El grupo de Patrick Bateson de la universidad de Cambridge (Feaver, Mendl y Bateson, 1986) sistematizó un estudio de individualidades en gatos basado en acuerdos interobservador con coeficientes de correlación mayores de 0.7 respecto a una serie de categorías netamente cualitativas definidas con adjetivos como "activo", "ágil", "curioso", "excitable", "hostil" etc. En nuestro laboratorio Ana María Santillán y Ricardo Mondragón han aplicado un esquema similar para la evaluación de la individualidad en macacos.

De esta manera, desde el punto de vista de su organización espaciotemporal, la conducta está integrada por series de pautas y movimientos que se definen por su amplitud, duración y tono muscular y se presentan en cierta secuencia, combinación, ritmo y cualidad.

7 SOCIABILIDAD

Mas que el análisis del movimiento y la acción, la Etología Cognitiva ha enfatizado que a través del análisis contextual de ciertas interacciones sociales, como las vocalizaciones o los gestos, es posible inferir mecanismos de intencionalidad o ciertos parámetros de la conciencia y la inteligencia animal. Sin embargo, como veremos ahora, la propia estructuración de la conducta social requiere de la participación de factores cognitivos. La conducta social tiene cuatro niveles de complejidad que han sido analizados por Hinde (1976) y Díaz (1985): (1) El nivel básico de comunicación es la interacción cara a cara o intercambio directo de señales entre dos organismos, (2) el número y cualidad de las interacciones definen una relación diádica, (3) del conjunto de relaciones en un grupo emerge una estructura social y (4) la evolución temporal de esta constituye la sociodinámica o, si se quiere, la historia.

Es importante recordar que no solo las interacciones cara a cara donde se puede reconocer una señal dirigida constituyen el repertorio de la comunicación. Todo comportamiento puede constituir una señal aunque el sujeto no tenga la intención de transferir información. Las posturas y múltiples movimientos no dirigidos hacia los otros son señales que pueden informar sobre intenciones o estados motivacionales. Así, en interacciones de dos individuos humanos se ha encontrado que los cambios en el balance de la postura constituyen señales de intención para apartarse (Lockard, Allen, Schiele y Wiemer, 1978). La interacción no solo debe entenderse como la comunicación interindividual dentro de un grupo, sino que existe la conducta intergrupal, o sea la conducta de comunicación colectiva y en la que intervienen fenómenos de identidad social y representaciones sociales que incluyen estereotipos de grupo, atribuciones y prejuicios (Brewer y Kramer, 1985). Además, la posición social que un individuo ocupa en el seno de la sociedad general —y que se relacionan a la edad, sexo y rol, a los que en los humanos se agregan dinero, linaje o reputación— se vuelve un signo de status dentro de los grupos y en las interacciones cara a cara.

Existen poderosos instrumentos matemáticos para analizar las interacciones. El más frecuente es la matriz sociométrica (Morgan, Simpson, Hanby y Hall-Craggs, 1975) en la cual los sujetos de un grupo se colocan en las columnas como emisores y en los renglones como receptores. Cada casilla define una diada y en ella pueden vertirse mediciones de alguna conducta concreta de interacción. En cualquier matriz sociométrica del aseo mutuo en tres tropas de macacos de nuestro laboratorio durante periodos distintos de su historia, quedan ilustrados varios fenómenos de la cognición social que se manifiestan por la estructuración del aseo. En efecto, se comprueba que la matriz es fuertemente asimétrica, lo cual implica un flujo diferencial de la conducta, que el aseo mayoritario es ascendente en rango, lo que implica un reconocimiento de roles, un mapa cognoscitivo de las relaciones del grupo y una estrategia de aproximación adaptativa y, finalmente, que la matriz cambia en algunos de sus elementos durante las fases de la misma estructura social y que varía totalmente cuando la estructura de dominancia ha cambiado. Esto último manifiesta los cambios conductuales implicados en un cambio de rol y rango y que se ponen en evidencia como atribuciones conductuales específicas de las diferentes posiciones sociales. Con todo ello se pone en evidencia la cognición social a traves de la evaluación de la principal conducta de comunicación social en grupos de primates.

Es importante resaltar aquí que una de las relaciones interindividuales más constantes entre todas las especies animales es la jerarquía de dominancia segun la cual los animales de mayor rango tienen mayor poder, influencia y prerrogativas que los de rango menor. La relación se establece por la aceptación del rango por cada quien y por la emisión de conductas diferenciales y específicas de estatus. La jerarquía de dominancia es una variable conductual de tal magnitud que altera múltiples variables fisiológicas o cerebrales y tiene tales coincidencias con las jerarquías de status en los grupos pequeños y establecidos de seres humanos que se ha sugerido que estas relaciones tienen raices evolutivas similares (Mazur, 1985).

Los análisis de la estructura social se pueden clasificar en dos grandes ramas: los enfoques multidimesionales que incluyen múltiples parámetros conductuales que se supone intervienen en la conformación del grupo y los que delimitan el registro a una o varias conductas clave. Los enfoques multidimesionales son, por su naturaleza, sistémicos y subrayan los aspectos funcionales o dinámcos de la organización. Uno de esos aspectos son las metas o los objetivos de la organizacion, alrededor de los cuales están comprometidas diferentes estrategias, sistemas de control, sistemas de coordinación y de manejo de recursos (Sirgy, 1989). En el rubro de los análisis delimitados caen algunos estudios de interacciones "complementarias" del tipo dominancia–sumisión, amenaza–apaciguamiento, crítica–defensa con los cuales es posible obtener sociogramas a partir de registros cuantitativos de cuestionarios en humanos (Benjamin, 1974). En ocasiones es preferible utilizar una sola conducta social para modelar la estructura. Como hemos visto antes, en los primates se ha venido usando un comportamiento no agonista para realizar estudios sociométricos: el aseo social. Diversos métodos para especificar sociogramas a partir de las redes de aseo social han sido usados por el grupo de los esposos Sade (Chepko-Sade, Reitz y Sade, 1989) y por nuestro laboratorio. Con el objeto de ilustrar la necesaria base cognitiva de la estructuración social en grupos de macacos, en la Figura 3 se muestran los sociogramas cuantitativos correspondientes a las matrices de aseo de la matriz previa.

En el estudio longitudinal de la estructura social en nuestros grupos de macacos cautivos describimos que existen periodos relativamente largos de preservación de una misma ordenación fundamental de los individuos y periodos cortos en los que se da una reorganización brusca. Los periodos previos a las roerdenaciones

SOCIOGRAMAS DE LA ESTRUCTURA
SOCIAL DE UN GRUPO DE MACACOS
EN TRES EPOCAS DE SU HISTORIA.

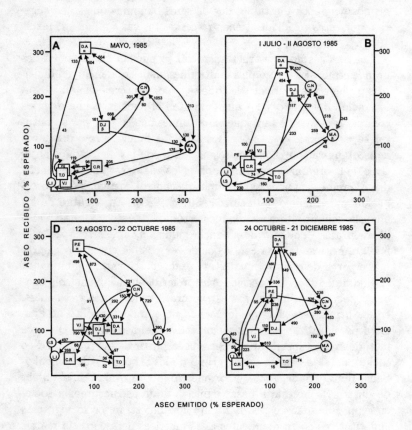

se caracterizan por dinámicas de tensión creciente con puntos de bifurcación que se ajustan de una manera informal a la teoría de las catástrofes. Las reorganizaciones están siempre definidas por cambios de rango de los animales dominantes y pudimos reconocer dos dinámicas distintas en ellas: la abdicación del rango de un individuo viejo o enfermo en favor de otro más joven como una dinámica relativamente pacífica y la destitución de un sujeto por

FIGURA 3. Sociogramas de la estructura social. Los cuatro sociogramas se construyeron de la misma manera a partir de los datos de la Tabla 1. En las abcisas se encuentra el aseo emitido y en las ordenadas el recibido. Cada animal se ubica en el espacio de la gráfica según su aseo total emitido y recibido. Los animales se identifican por las letras iniciales que aparecen en la tabla, los machos en cuadrados y las hembras en círculos. La tasa del aseo emitido (estrategias de aproximación del individuo) y recibido (grado de atracción que ejerce sobre el resto) coloca a cada individuo en uno de los cuatro cuadrantes que resultan de la intersección de los aseos esperados (100%). El cuadrante superior derecho corresponde a los sujetos que emiten y reciben más aseo que el esperado para el grupo y constituyen en núcleo social central en el que característicamente se ubica la hembra de mayor rango y sus allegados. El cuadrante superior izquierdo corresponde a los buenos receptores pero escasos emisores de aseo, es decir a los animales que concentran la atención del grupo, característicamente los machos dominantes. El cuadrante inferior derecho es el de los aseadores que reciben poco aseo en él usualmente está una hembra subdominante. Finalmente en el cuadrante inferior izquierdo se ubican los animales "periféricos" que emiten y reciben menos de lo esperado. Las flechas indican las direcciones significativas del aseo (χ^2 en la matriz) y los números el porciento de estas.

Nótense las siguientes características: (1) El rango de dominancia tiene una correlación estrecha con el aseo recibido de tal manera que los animales dominantes se encuentran en la parte superior del diagrama con el macho alfa siempre en el extremo superior, (2) el aseo es ascendente en rango, (3) el cambio de dominancia en C de PE por DA reubica a los individuos pero preserva la estructura social básica como una metaestructura y el regreso a la situación previa en D vuelve a colocar a los sujetos en sus lugares respectivos excepto por PE quien queda como subdominante sustituyendo a DJ.

Las características generales de los sociogramas y su dinámica sugieren fuertemente procesos muy elaborados de cognición social en los primates, como se especifica en el texto.

otro seguida de un periodo de represión intenso. Los periodos de estabilidad están marcados por complejas dinámicas de integración y desintegración (Díaz, 1985). Simultáneamente otros teóricos de organizaciones sociales (Gemmill y Smith, 1985) aplicaron la teoría de las catástrofes a las transformaciones de organizaciones de grupos humanos. Estos cambios en la dinámica social señalan que los animales usan estrategias de orden cognitivo–motor para alcanzar metas sociales incluso a muy largo plazo. De ser así, este fenómeno implicaría necesariamente la existencia de fenómenos mentales complejos como planeación, imaginación, cálculo de probabilidades de éxito, etc.

De esta manera he pretendido ejemplificar que la cognición social en animales se puede inferir no solo de estudios observacionales y experimentales de comunicación, sino que es un fenómeno implícito de la estructuración social que se revela en cualquier análisis sistémico de interacción, relación, estructura y dinámica de los grupos.

8   Campo

Una de las ideas que se han introducido lentamente a la Psicología en los últimos lustros es la de unidad esencial de sus aparentemente diversos temas de estudio, en particular el comportamiento, la conciencia y el cerebro. Esta unifiación implica la disolución de dicotomías de larga duración e impacto, como la dualidades mente–cuerpo, determinismo–libre albedrío, herencia–medio ambiente, organismo–medio, etc. En el mismo sentido apuntan los esfuerzos por disolver las causalidades lineares del tipo "la mente determina al comportamiento", "el cerebro produce mente", "los genes determinan la conducta" en conceptos funcionales integrados, es decir en procesos complejos con líneas multicausales de comportamiento estocástico susceptibles de un análisis fenomenológico. Una idea pionera en este sentido fue ofrecida por Ernst Becker en 1964 con la formulación de una triada dinámica de la acción constituída por (1) la percepción y representación del objeto, (2) el objeto considerado como punto de aplicación de acciones posibles y (3) el poder de activación de esta conciencia sobre el sujeto que resulta en la conducta. Estos tres aspectos son, en la opinión de Becker, inseparables. En el mismo sentido apuntan otras proposiciones más actuales. El campo integrado como unidad de análisis conductual (Midgley y Morris, 1988), la conformación de la conducta por la influencia conjunta de las probabilidades de respuesta del organismo, sus estados biológicos fluctuantes y los arreglos del medio en el tiempo (Thompson y Lubinski, 1986), el "conductismo etológico" en el que la conducta se considera e interpreta en términos de las estructuras y funciones que han evolucionado o se aprenden para acoplar al animal a su nicho (Timberlake y Delamater, 1991) son ejemplos de esta tendencia.

El filósofo Stephen Toulmin (1974) ha comprendido cabalmente la necesidad de ubicar el análisis en los sistemas íntegros y sus interacciones al afirmar, por ejemplo, que la "visión" es parte de un sistema sensitivo–motor que comprende no solo la retina y la corteza visual, sino al globo ocular, los nervios motores del ojo y sus músculos adjuntos. En efecto, para "ver" es necesario todo el sistema y "ver" no es solamente una percepción: es una acción. La información visual se comprende plenamente solo en el contexto de un organismo con metas adaptativas y propósitos cognitivos, en los que tal información contribuye decididamente y se puede analizar en el marco de las conductas moduladas por la visión (Aloimonos y Rosenfeld, 1991). En este marco teórico cobra sentido el que la estimulación eléctrica de la corteza visual primaria produzca movimientos oculares o que la inmovilización del ojo produzca una degeneración retiniana secundaria. En igual dirección apuntan los esfuerzos epistemológicos de los biólogos constructivistas chilenos Humberto Maturana y Francisco Varela (1987), quienes han llegado a la conclusión de que "la cognición no se refiere a los objetos, sino que es acción efectiva" (p. 243). El cambio de enfoque que se ha dado en los últimos años dentro de la robótica refleja una concepción similar que vale la pena comentar. En efecto, según la evaluación de Brooks (1991) del MIT, los nuevos robots, en vez de simular la percepción, el modelaje, la planeación y la ejecución en serie, contienen módulos independientes que trabajan en paralelo para cumplir con dos condiciones necesarias: la *situación* concreta en el medio ambiente que influye directamente sobre la ejecución y la *corporalidad* según la cual la acción del sistema forma parte dinámica del entorno y es captada en el acto por las "sensaciones" del robot. Estos conceptos de una ciencia concreta e ingenieril remiten inquietantemente a las nociones existenciales de los filósofos fenomenólogos de hace medio siglo. En cualquier caso, esta nueva aproximación está en deuda con la Etología ("robótica conductual" la llama Brooks) e implica que, a diferencia de la Inteligencia Artificial tradicional, las representaciones que usa un sistema (natural o artificial) no contienen la denominación o el mapa de los objetos, sino que *pueden ser definidas por interacciones con el entorno*. En analogía, un observador podría atribuir metas y creencias a un sistema sin que se requiera que éste manipule símbolos. Finalmente Brooks asevera que para probar inteligencia es importante construir agentes que operen en ambientes dinámicos de tal manera que no contengan mapas extensos del mundo sino que actúen coherentemente por la integración de sus componentes y, particularmente, sean capaces de incoporar información de su medio y actuar en consecuencia.

Una de las implicaciones más claras de esta posición teórica concierne al problema mente–cuerpo en el sentido de que integra al comportamiento en la esfera de las actividades mentales y cerebrales estableciendo con ellas un proceso unitario de múltiples manifestaciones (Díaz, 1989). Escribía F.J.J. Buytendinjk en 1925: "El cuerpo y sus formas en movimiento, diferentes para cada especie biológica, forman una unidad de la cual uno no puede afirmar que sea física o que sea mental. No se halla en ninguno de estos planos de la realidad, pero no por ello es menos real" (citado por Grene, 1968, pp 124). En efecto, el problema adquiere un nuevo significado y se vuelve más accesible cuando consideramos al "cuerpo" y a su cerebro, mas que como un sistema físico orgánico, como un sistema funcional y conductual de naturaleza psicofísica.

De esta forma espero haber mostrado que el comportamiento debe ser uno de los sistemas constitutivos del modelo cognitivo o de procesamiento de información en los organismos vivos, ya que la conducta es un proceso cuyo diseño espaciotemporal se puede sobreponer significativamente a la conciencia, a los procesos mentales y a la función cerebral, de tal manera que son las propiedades de la conducta las que mejor manifiestan las propiedades mentales particulares de los organismos.

REFERENCIAS

Aloimonos, Y., Rosenfeld, A.: Computer Vision. *Science* 253: 1249-1254, 1991.

Arbib, M.A.: Schemas for The Temporal Organization of Behaviour. *Human Neurobiology* 4: 63-72, 1985.

Arend, S.: Developing the Substrates of Skillful Movement. *Motor Skills: Theory and Practice* 4: 3-10, 1980.

Baerends, G.P.: The Functional Organization of Behaviour. *Animal Behaviour* 24: 726-738, 1976.

Becker, E.: *The Revolution in Psychiatry.* Londres: Collier & Macmillan, 1964.

Benjamin, L.S.: Structural Analysis of Social Behavior. *Psychological Review* 81: 392-425, 1974.

Berridge, K.C., Fentress, J.C., Parr, H.: Natural Syntax Rules Control Action Sequence of Rats. *Behavioural Brain Research* 23: 59-68, 1987.

Born, J.D., Hans, P., Albert, A., Bonnal, J.: Interobserver Agreement of Motor Responses and Brain Stem Reflexes. *Neurosurgery* 20: 513-517, 1987.

Brewer, M. B., Kramer, R.M.: The Psychology of Intergroup Attitudes and Behavior. *Annual Review of Psychology* 36: 219-243, 1985.

Brooks, R.A.: New Approaches to Robotics. *Science* 253: 1227-1232, 1991.

Bullock, D., Grossberg, S.: Adaptive Neural Networks for Control of Movement Trajectories Invariant under Speed and Force Rescaling. *Human Movement Science* 10: 3-53, 1991.

Chepko-Sade, B.D., Reitz, K.P., Sade, D.S.: Sociometrics of *Macaca Mulatta* IV: Network Analysis of Social Structure of a Prefission Group. *Social Networks* 11: 293-314, 1989.

Clark, C.W.: Modeling Behavioral Adaptations. *Behavioral and Brain Sciences* 14: 85-117, 1991.

de Meijer, M.: The Contribution of General Features of Body Movement to the Attribution of Emotions. *Journal of Nonverbal Behavior* 13: 247-268, 1989.

Díaz, J.L. (ed): *Análisis estructural de la conducta.* México: Universidad Nacional Autónoma de México, 1985.

Díaz, J.L.: *Psicobiología y Conducta: rutas de una indagación.* México: Fondo de Cultura Económica, 1989.

Drummond, H.: "The Nature and Description of Behavior Patterns." En: *Perpectives in Ethology* (Bateson, P.P.G., Klopfer, P.H., eds) vol 4. Nueva York: Plenum Press, pp 1-33, 1981.

Eaton, R.C., DiDomenico, R.: Command and the Neural Causation of Behavior: A Theoretical Analysis of the Necessity and Sufficiency Paradigm. *Behavior, Brain, and Evolution* 27: 132-164, 1985.

Enoka, R.M., Stuart, D.G.: The Contribution of Neuroscience to Exercise Studies. *Federation Proceedings* 44: 2279-2285, 1985.

Espinosa, L., Díaz, J.L.: Funciones de la presentación de nalgas en macacos. *Comunicación e Informática* 1978.

Ewert, J.-P.: Concepts in Vertebrate Neuroethology. *Animal Behavior* 33: 1-29, 1985.

Fagen, R.M., Goldman, R.N.: Behavioural Catalogue Analysis Methods. *Animal Behavior* 25: 261-274, 1977.

Feaver, J., Mendl, M., Bateson, P.: A Method for Rating Individual Distinctivness of Domestic Cats. *Animal Behavior* 34: 1016-1025, 1986.

Feldhutter, I., Schleidt, M., Eibl-Eibesfeldt, I.: Moving in the Beat of Seconds. Analysis of the Time Structure of Human Action. *Ethology and Sociobiology* 11: 511-520, 1990.

Foley, R.: Deliberate Action. *The Philosophical Review* 86: 58-69, 1977.

Gemmill, G., Smith, C.: A Dissipative Structure Model of Organizacion Transformation. *Human Relations* 8: 751-766, 1985.

Gibson, J.J.: *The Ecological Approach to Visual Perception.* Boston: Houghton Mifflin, 1979.

Georgopoulos, A.P., Schwartz, A.B., Kettner, R.E.: Neuronal Population Coding of Movement Direction. *Science* 233: 1416-1419, 1985.

Grene, M.: *Approaches to a Philosophical Biology.* Nueva York: Basic Books, 1968.

Hatze, H.: Motion Variability—its Definition, Quantification and Origin. *Journal of Motor Behavior* 18: 5-16, 1986.

Hausfater, G., Takacs, D.: Structure and Function of Hindquarter Presentations in Yellow Baboons (*Papio cynocephalus*). *Ethology* 74: 297-319, 1987.

Heiligenberg, W.: The Neural Bases of Behavior: A Neuroethological view. *Annual Review of Neuroscience* 14: 247-267, 1991.

Higgins, J.R.: "The Analysis of Human Movement within the Psychomotor Domain: A Path toward Understanding the Process Involved in the Organiation of Movement." En: *Motor Learning and Biomechanical Factors in Sport.* (Klarova, P., Flowers, J., eds) Toronto: University of Toronto Press, pp 9-21, 1980.

Higgins, S.: Movement as an Emergent Form: its Structural Limits. *Human Movement Science* 4: 119-148, 1985.

Hogan, N., Flash, T.: Moving Gracefully: Quantitative Theories of Motor Coordination. *Trends in Neurosciences* 10: 170-174, 1987.

Jones, S.E., Brain, P.F.: An Illustration of Simple Sequence Analysis with Reference to the Agonistic Behaviour of four Strains of Laboratory Mice. *Behavioural Processes* 11: 365-388, 1985.

Klivington, K.: "Who is in Charge? The Control of Movement." En: *The science of mind* (Klivington, K., ed.). Cambridge: MIT Press, pp 135-141, 1989.

Leiner, H.C., Leiner, A.L., Dow, R.S.: Does the Cerebellum Contribute to Mental Skills? *Behavioral Neuroscience* 100: 443-454, 1986.

Llinas, R., Bunge, M.: Restricted Applicability of the Concept of Command in Neuroscience: Dangers of Metaphor. *Behavioral Brain Sciences* 1: 3-39, 1978.

Lockard, J.S., Allen, D.J., Schiele, B.J., Wiemer, M.J.: Human Postural Signals: Stance, Weight-Shifts and Social Distance as Intention Movements to Depart. *Animal Behavior* 26: 219-224, 1978.

Marken, R.S.: Perceptual Organization of Behavior: A Hierarchical Control Model of Coordinated Action. *Journal of Exper-*

imental Psychology Human Perception and Performance. 12: 267-276, 1986.

Massaro, D.W.: "An Information-Processing Analysis of Perception and Action." En: *Relationships between Perception and Action* (Neumann, O., Printz, W., eds). Berlín: Springer-Verlag, pp 133-166, 1990.

Maturana, H.R., Varela, F.J.: *The Tree of Knowledge: the Biological Roots of Human Understanding.* Boston: New Science Library/ Shambala, 1987.

Mazur, A.: A Biosocial Model of Status in Face-to-Face Primate Groups. *Social Forces* 64: 377-402, 1985.

McFarland, D.J.: Decision Making in Animals. *Nature* 269: 15-21, 1977.

Midgley, B.D., Morris, E.K.: The Integrated Field: An Alternative to Behavior-Analytic Conceptualization of Behavioral Units. *The Psychological Record* 38: 483-500, 1988.

Morgan, B.J.T., Simpson, M.J.A., Hanby, J.P., Hall-Craggs, J.: Visualizing Interaction and Sequential Data in Animal Behaviour: Theory and Application of Cluster-Analysis Methods. *Behaviour* 56: 1-43, 1975.

O'Connell, D.L., Dobson, A.J.: General Observer-Agreement Measures on Individual Subjects and Groups of Subjects. *Biometrics* 40: 973-983, 1984.

Pellegrini, A.D.: What is a Category? The Case of Rough-and-Tumble Play. *Ethology and Sociobiology* 10: 331-341, 1989.

Pierrinowski, M.R., Morrison, J.B.: Estimating the Muscle Forces Generated in the Human Lower Extremity when Walking: A Physiological Solution. *Mathematical Biosciences* 75: 43-68, 1985.

Polanyi, M.: *Personal Knowledge.* Nueva York: Harper & Row, 1958.

Purton, A.C.: Ethological Categories of Behavior and Some Consequences of their Conflation. *Animal Behavior* 26: 653-670, 1978.

Ray, R.D., Delprato, D.J.: Behavioral Systems Analysis: Methodological Strategies and Tactics. *Behavioral Science* 34: 81-126, 1989.

Schmidt, R.A., Young, D.E.: Methodology for Motor Learning: A Paradigm for Kinematic Feedbak. *Journal of Motor Behavior* 23: 13-24, 1991.

Sirgy, M.J.: Toward a Theory of Social Organization: A Systems Approach. *Behavioral Science* 34: 272-285, 1989.

Slater, P.J.B.: "Describing Sequences of Behavior." En: *Perspectives in Ethology* (Bateson, P.P.G., Klopfer, P.H., eds) Nueva York: Plenum Press, pp 131-153, 1973.

Sterlow, E.R.: What is Needed for a Theory of Mobility: Direct Perception and Cognitive Maps—Lessons from the Blind. *Psychological Review* 92: 226-248, 1985.

Stevenson-Hinde, J., Stillwell-Barnes, R., Zunz, M.: Subjective Assessment of Rhesus Monkeys over Four Successive Years. *Primates* 21: 66-82, 1980.

Thompson, T., Lubinski, D.: Units of Analysis and Kinetic Structure of Behavioral Repertoires. *Journal of the Experimental Analysis of Behavior* 46: 219-242, 1986.

Timberlake, W., Delamater, A.R.: Humility, Science, and Ethological Behaviorism. *The Behavior Analyst* 14: 37-41, 1991.

Tinbergen, N.: Ethology and Stress Diseases. *Science* 185: 20-27, 1974.

Toulmin, S.: Razones y causas. En: *La explicación en las ciencias de la conducta* (Selección de R. Borger y F. Cioffi). Madrid: Alianza Editorial, pp 19-50, 1974.

Turvey, M.T., Solomon, H.Y., Burton, G.: An Ecological Analysis of Knowing by Wielding. *Journal of the Experimental Analysis of Behavior* 52: 387-407, 1989.

Wallbott, H.G.: Hand Movement Quality: A Neglected Aspect of Nonverbal Behavior in Clinical Judgement and Person Perception. *Journal of Clinical Psychology* 41: 345-359, 1985.

Wallis, R.: *El tiempo, cuarta dimensión de la mente.* Buenos Aires: El Ateneo, 1976.

Winter, D.D.N., Widell, C., Truitt, G., George-Falvy, J.: Empirical Studies of Posture-Gesture Mergers. *Journal of Nonverbal Behavior* 13: 207-223, 1989.

3 CONDUCTA DE ELECCIÓN EN LOS ANIMALES Y LA EVOLUCIÓN DE LA ARQUITECTURA COGNITIVA

LESLIE A. REAL*

1 INTRODUCCIÓN

El campo emergente de la ciencia cognitiva intenta explicar la naturaleza del pensamiento y la aparición de la inteligencia. Los análisis cognitivos han sido aplicados fundamentalmente a las capacidades lingüísticas y a la adquisición de habilidades en los humanos (Simon y Kaplan, 1989), pero se han ampliado para incluir a la comunicación y a la resolución de problemas en animales (Roitblat, 1982; Pearce, 1987). El enfoque cognitivista sugiere que el procesamiento de la información (tanto en animales como en humanos) incluye tres estadios. Primero los datos sensoriales son traducidos y codificados de tal forma que puedan ser manipulados por medio de operaciones mentales. En segundo término, la información codificada es activada de acuerdo a reglas computacionales específicas; y en tercero, estas reglas producen estados "representacionales" alternativos que dependen de la entrada de información. El concepto de "representación" es controvertido, especialmente en los animales (Roitblat, 1982). Sin embargo, los tres estadios pueden verse menos controvertidos si se consideran como tres componentes de un solo sistema mecánicamente dinámico y ligado al sistema nervioso del organismo. La codificación de la información podría corresponder a la entrada inicial; las reglas computacionales corresponderían a una dinámica de tránsito, y estas representaciones podrían a su vez corresponder a las configuraciones de equilibrio que resultan de la dinámica transitoria. El animal alcanza una representación del medio ambiente por medio de la operación de reglas computacionales específicas aplicadas a una pauta particular de información sensorial que está entrando.

†Traducción de Jairo Muñoz-Delgado. El original apareció en *Science* 253: 980-986, 1991.

Las reglas computacionales usadas por los organismos pueden ser programas de procesamiento de símbolos como en la mayoría de los modelos de inteligencia artificial (Newell y col., 1989); o pueden ser modelos del sistema nervioso como son las redes neuronales (Rummelhart y McClelland, 1986; Rummelhart, 1989). Mi tesis es que estas reglas computacionales son evolutivamente adaptativas. Los diferentes esquemas computacionales pueden generar conductas o representaciones del medio ambiente que conduzcan a diferentes eficiencias en el empleo de los recursos, de la adquisición de compañeros, o bien en la adquisición de habilidades necesarias para la sobrevivencia. Las eficiencias diferenciales, pueden por lo tanto, conferir diferentes ventajas evolutivas. Las características en el diseño del procesamiento de la información ("arquitectura cognitiva") pueden estar sujetas a la selección natural de manera análoga a cualquier otro aspecto del fenotipo del organismo.

El vínculo entre el proceso mental, la cognición y la evolución se origina en los escritos de Darwin (Richards, 1987) y ha encontrado un apoyo continuo por parte de algunos investigadores desde la revolución darwiniana (Staddon, 1983; Anderson, 1987; Macphail, 1987; Wuketits, 1990). En estudios muy recientes se ha examinado de manera explícita la naturaleza adaptativa de los procesos mentales específicos en los animales, y han argumentado en favor de grados variables de especialización adaptativa en la función mental para acomodarse a las exigencias ecológicas específicas (Shettleworth, 1983; Wilson y col., 1985; Sherry y Schacter, 1987; Balda y Kamil, 1989; Krebs y col., 1990; Harvey y Krebs, 1990). Sin embargo, pocos estudios han examinado de manera explícita las reglas computacionales específicas en la ecología evolutiva de los organismos, y ya se ha propuesto la naturaleza adaptativa de estas reglas (Gallistel, 1989; Gallistel, 1990). En el presente trabajo resumo la investigación acerca de la conducta de selección de flores elaborada por los abejorros (*Bombus* spp.) y argumento a favor de una base evolutiva de reglas computacionales empleadas por las abejas cuando explotan los recursos florales de su ambiente natural.

2 EL ABEJORRO COMO SISTEMA MODELO

La elección de los abejorros como organismo experimental modelo no fue arbitraria. Los abejorros poseen muchos rasgos que los hacen ideales para estudiar la evolución de los procesos de toma de decisiones. Los abejorros obreros individuales están casi exclusivamente comprometidos en una sola tarea: la recolección de néctar y polen para la colonia. Los abejorros obreros son estériles y por consiguiente no se abocan a la adquisición de pareja ni toman decisiones reproductivas. Se encuentran en gran medida libres de predación y, a diferencia de las abejas mieleras, no se comunican entre ellos acerca de los recursos. Las reservas de energía de la colonia están ligadas al éxito reproductivo de ésta, por lo que la conducta forrajera individual tiene consecuencias para la representación genética a futuro. Consecuentemente el abejorro es un agente autónomo dedicado únicamente a una actividad importante de obvio significado evolutivo.

Los abejorros son fáciles de investigar en condiciones controladas. Su forrajeo puede estar restringido a conjuntos de flores artificiales cuyas características energéticas pueden manipularse experimentalmente. En los experimentos que se describen, las colonias de abejorros silvestres se transfirieron a un encierro amplio consistente de un armazón rodeado de malla. Se colocó una lámina de plástico transparente de 1.2 m × 1.2 m × 6 mm con agujeros taladrados de 0.5 cm y una separación entre ellos de 2.5 cm. Con esto se generó un campo de 2016 posiciones posibles de las flores. Las flores artificiales se fabricaron de cartulina de diferentes colores y se colocaron en agujeros específicos con lo que se generó, por ejemplo, un campo de 100 flores azules y 100 amarillas, dispersadas azarosamente sobre el campo de forrajeo de 1.44 m cuadrados (Real, 1981). Se colocaron cantidades conocidas de néctar artificial (miel diluida) sobre las flores artificiales generando así una distribución específica de recompensas asociadas con cada tipo de flor. Las distribuciones del néctar, el color de las flores y la distribución espacial variaron de un experimento a otro. La técnica básica, sin embargo permaneció idéntica.

3 La economía de la elección en condiciones de incertidumbre

Tradicionalmente los psicólogos cognitivos dividen las operaciones mentales en tareas cognitivas de bajo y alto nivel. El nivel bajo de cognición podría incluir algunas formas de aprendizaje (por ejemplo la habituación), el reconocimiento de formas y la percepción; las tareas de alto nivel cognitivo, incluyen al lenguaje, la comunicación, la memoria, el aprendizaje complejo y la solución de problemas, así como la adquisición de tareas (Simon y Kaplan, 1989). Este trabajo se enfoca casi completamente a la solución de problemas y la adquisición de tareas en abejorros y de manera mas específica a ciertas formas "económicas" de toma de decisiones aplicadas a la explotación eficiente de los recursos limitados.

Desde los años 40 el modelo dominante de la toma de decisiones económicas en humanos ha cumplido con la utilidad esperada. El modelo fue inicialmente propuesto por Bernoulli (1738) en 1793 y axiomatizado por Von Neumann y Morganstern (1944) en 1945 como parte del desarrollo de la Teoría de Juego. Bernoulli se dedicó a explicar el siguiente fenómeno. Imaginemos el juego de lanzar una moneda al aire. Si la moneda sale cara usted gana 100 dólares; pero si sale cruz pierde 100 dólares. ¿Estaría usted dispuesto a jugar? Debido a que se tienen iguales posibilidades de ganar o perder, debería resultarle indiferente jugar o no; esto es, que el 50% de la gente debería jugar cuando se les presenta la oportunidad. Sin embargo la mayoría de la gente no juega. También cuando el monto de la apuesta se eleva (al ganar o perder $1000), más gente elige no jugar. Al parecer la gente evita el riesgo de perder, por lo que esta conducta se ha llamado "aversión al riesgo" (Keeney y Raiffa, 1976; French, 1986).

Bernoulli resolvió esta aparente paradoja al postular la existencia de una "función de utilidad" (U) la cual traduce el valor absoluto de una cantidad de dinero (X) en el valor percibido o en la utilidad de ese dinero $\langle U(X) \rangle$. El rasgo importante de la elección no es la cantidad absoluta de dinero ganado o perdido (X), sino es la utilidad que se pierde o se gana. Bernoulli sugirió que la "utilidad del dinero" mostraba rendimientos decrecientes (una función positiva pero disminuida) y sugirió específicamente el logaritmo como la función de utilidad. En tal caracterización, la utilidad perdida es mayor que la utilidad ganada. Dado que el juego es imparcial, la utilidad del juego esperada $EU(X)$ implica una pérdida esperada en la utilidad y por consiguiente los sujetos debieran evitar el juego. Existen muchas explicaciones alternativas a este ejemplo en particular. Para el propósito del trabajo es suficiente hacer notar que las teorías de la decisión modernas se inician con la sugerencia de Bernoulli de que el valor está mejor representado por alguna forma de la transformación no lineal (U) de una variable estocástica concreta (X), y que esta transformación no lineal implica una sensibilidad al riesgo y una variabilidad en las situaciones de elección.

Las elecciones también estarán influidas por el rendimiento medio aritmético esperado de una distribución dada. Si dos distribuciones muestran el mismo riesgo, entonces la preferencia será para cualquier elección que tenga el rendimiento medio aritmético más alto. Cualquier teoría de la elección debe contener estos aspectos de preferencia: las ganancias altas serán preferidas a las ganancias bajas esperadas, los bajos riesgos serán preferidos a los altos. El modelo de utilidad esperada abarca estos rasgos de elección, y los modelos explícitos intentan dividir los efectos de la tendencia central e incertidumbre que contribuyen a la toma de decisiones. Formalmente (Tobin, 1958; Markowitz, 1959; Keeney y Raifa, 1976; French, 1986) la utilidad esperada generada por la elección de algunas de las variables al azar (X), será una función tanto de la media como de la varianza en X, que es

$$EU(X) = G(\mu_x, \sigma_x^2). \tag{1}$$

¿Puede la conducta de elección en el animal ser descrita con este modelo? ¿Son las elecciones de los animales sensibles a la media aritmética y a la varianza en los recursos? ¿Cuáles son las contribuciones relativas de la media y la varianza en la determinación de pautas de elección? ¿Cuáles son las bases biológicas y evolutivas de la "utilidad" y cómo se pueden relacionar con el procesamiento de la información y con las capacidades cognitivas del organismo individual?

4   Aversión al riesgo en abejorros

En experimentos iniciales investigué la respuesta individual de la abeja a la variabilidad en la recompensa floral en diferentes tipos de flores (Real, 1981). Cien flores azules y cien amarillas fueron entremezcladas y colocadas al azar por toda la pieza. Cada flor contenía 2 microlitros (μl) de néctar, mientras que las flores amarillas contenían 6 μl pero solo en una tercera parte de ellas, en tanto que las otras dos partes no tenían néctar. De esta manera las flores amarillas y azules contenían el mismo promedio (2 μl), pero solo las amarillas eran riesgosas. Cada abeja se introdujo en el encierro y se le permitió visitar aproximadamente 40 flores (un "periodo de forrajeo"). En estos experimentos trabajé con cinco abejas individuales marcadas (*Bombus pennsylvanicus*). La proporción de flores de cada color visitadas por las abejas y la secuencia de las visitas se determinó en cada ensayo. Un ensayo consistió en una distribución conocida de las recompensas introducidas en el encierro, seguida por la secuencia de visitas de una sola abeja. Después de cada ensayo, el campo artificial se aseó y se estableció una nueva distribución o una réplica. Entonces a una nueva abeja se le permitió forrajear el campo.

Las abejas individuales prefirieron el tipo floral azul de manera constante sobre el amarillo, que era variable, obteniendo un promedio de visitas de 84 ± 1 % a las azules (figura 1, línea continua, ensayos 1 al 16). Cuando la constante de color se cambió al amarillo y el azul se hizo variable, (figura 1, ensayo 17) las abejas cambiaron su preferencia a la nueva flor amarilla constante y visitaron con un promedio de 23 ± 2 % a las flores azules (figura 1, línea continua, ensayos del 17 al 29). Parece que existe poca o ninguna influencia histórica sobre la elección de los abejorros a juzgar por el rápido cambio en la preferencia de azul al amarillo en el ensayo 17, haciendo irrelevante el orden en la presentación de los colores. La comparación de la secuencia de las primeras 10 visitas al inicio del periodo de forrajeo y de las últimas 10 visitas muestran que las abejas forrajean al azar al inicio de cada viaje y deciden qué tipo de flor visitar en cada una de las secuencias de forrajeo (Real, 1981).

La aversión al riesgo no es simplemente un producto del rechazo a las flores que no proporcionan una recompensa (0 μl). Cuando las flores azules se mantuvieron constantes (2 μl de néctar por flor) y las amarillas se variaron, con 5 μl en una tercera parte de las flores y 0.5 μl en las dos terceras partes restantes, las abejas prefirieron la flor constante sobre la variable, y las visitaron un promedio de 62 ± 1 % la azul (figura 1, línea discontinua, ensayos 1 al 16) aunque el nivel de todas las flores contenía algo de néctar. La preferencia de la flor constante sobre la variable se mantuvo aunque el color para la flor constante se cambió a amarillo, con lo cual la azul fue visitada en un promedio de 37 ± 1 % (figura 1, línea discontinua, ensayos del 17 al 31). La aversión al riesgo se disminuyó sustancialmente en el segundo conjunto de experimentos (línea discontinua).

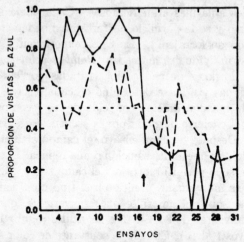

FIGURA 1. Las preferencias de los abejorros ($n = 5$) para una constante sobre la variable en recompensa de flores en un conjunto artificial de flores azules y amarillas, como una medida para la proporción de visitas de flores azules con diferentes distribuciones de néctar. Las abejorros individuales visitaron aproximadamente 40 flores durante un solo forrajeo, con una distribución conocida de recompensas en las flores ("un ensayo"). La línea continua corresponde a los ensayos experimentales en la constante que contenía 2 μl de néctar en cada flor y el tipo variable tuvo dos tercios de estas flores sin néctar y solo una tercera parte restante contenia 6 μl por cada flor. La línea discontinua corresponde a los ensayos donde la constante contenía 2 μl en cada flor; la variable con 5 μl de recompensa en un tercio y 0.5 μl de recompensa en dos tercios de las flores. Para los ensayos del 1 al 16, la constante floral fue el azul. Para los ensayos del 17 al 31, la constante floral tipo se cambió (flecha) al amarillo. Si las abejas mostraron preferencia con base solo en lo esperado, entonces las visitas a las flores azules siempre deberán ser igual a 0.5.

Esta reducción ya se esperaba debido a que la varianza de recompensa fue menor en el segundo conjunto de experimentos.

En general en modelos de enfrentamiento a riesgos, como se presenta en la ecuación 1, se asume que la incertidumbre creciente puede ser recompensada por una expectativa creciente. En los experimentos descritos la recompensa esperada por flor se mantuvo constante y únicamente se manipuló la varianza. Es claro que las abejas tienen una aversión al riesgo en juegos imparciales, pero ¿puede la variabilidad compensarse mediante un aumento en el promedio de la recompensa por la del tipo variable? Para responder a esta pregunta se mantuvo un tipo de flor constante (amarilla con 0.5 μl de néctar por flor) y se construyó un conjunto de preferencias para un rango de valores en la media y la varianza de la flor azul (Real y col., 1982). Para una varianza dada en la recompensa del azul, se ajustó el promedio de la recompensa en la azul hasta que las abejas se mantuvieron indiferentes al tipo de color y se continuó aumentando la recompensa en la flor constante. Los datos representan las respuestas agrupadas de ocho abejas forrajeras. Ninguna de ellas fue sometida a un rango completo de promedios y varianzas y, sin lugar a duda, el agrupar los datos obscurece la variación natural en cada respuesta individual. Sin embargo para el análisis que se está empleando, la variable de interés es la dirección y no la magnitud de la preferencia; es decir, el análisis es ordinal mas que cardinal y las abejas individuales muestran las mismas preferencias direccionales. Cuando una abeja prefirió el amarillo sobre el azul para una distribución dada de néctar, todas las abejas prefirieron el amarillo sobre el azul. En consecuencia la variación interindividual de la magnitud de preferencia, si bien es importante en la resolución de otras clases de preguntas, no se consideró en este estudio.

Un conjunto de combinaciones de promedios y varianzas que generan forrajeos indiferentes (50% constante, 50% variable) muestran una relación significativa, positiva y lineal (figura 2, triángulos). Por lo tanto el aumento en la variabilidad y la incertidumbre en la recompensa floral se pueden compensar por un aumento en la recompensa esperada de forma lineal simple. Este experimento dividió adecuadamente las distintas contribuciones del promedio y de la varianza en la formación de la preferencia floral para este ambiente en particular por medio de mediciones en el intercambio en las variables a lo largo de la curva de indiferencia. De este intercambio entre el promedio y la varianza seguida de varios modelos económicos de elección bien conocidos, como por ejemplo el modelo de seleccion Markowitz–Tobin donde se sigue de la ecuacion 1:

$$EU(X) = \mu_x - a\sigma_x^2, \tag{2}$$

donde a es el coeficiente de riesgo en aversión y corresponde a la pendiente de la curva de indiferencia (Tobin, 1958; Markowitz, 1959).

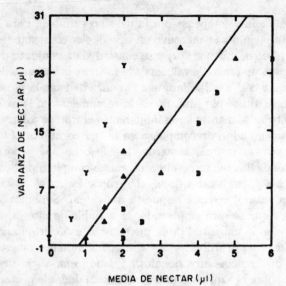

MEDIA DE NECTAR (µl)

FIGURA 2. Una gráfica de las medias y las varianzas de néctar en el tipo floral azul que generó una preferencia hacia el azul (B), indiferencia (△) o una preferencia por el amarillo (Y) para ocho abejas, cuando el néctar en las flores amarillas se mantuvo constante con 0.5 µl por flor y en las azules fue variable. La respuesta individual de las abejas está agrupada debido a que mostraron preferencias ordinales similares a las medidas proporcionales en las visitas, dado un tipo floral fuera de la secuencia de 40 visitas, aproximadamente. Tanto las flores azules como las amarillas se distribuyeron al azar en el espacio artificial. En una regresión lineal se observó un cambio entre las combinaciones de promedios y varianzas en las azules, generando forrajeos indiferentes, estadísticamente significativos y positivos (varianza $= -6.78 + 7.11$ del promedio; el error estándar de la pendiente $= 1.38$; $p < 0.01$).

Se han sugerido respuestas de sensibilidad al riesgo de forrajeo en un gran número de especies animales, incluyendo pájaros juncos (Caraco y col., 1980; Caraco, 1981), gorriones (Caraco, 1983), bananaquits (Wunderle y O'Brien, 1986), musarañas (Barnard y Brown, 1985), avispas (Real, 1981), pájaro gorgojeador (Moore y Siomm, 1986), ratas (Battalio y col., 1985), palomas (Herrnstein, 1964; Davison, 1969), así como otras especies de abejorros (Waddington y col., 1981; Carter y Dill, 1990). En algunos casos el intercambio entre el promedio y la varianza en la recompensa ha sido también establecida (Caraco y Lima, 1986). Los experimentos sobre las respuestas al riesgo de sensibilidad en los animales, a menudo son confundidos por variables poco controladas haciendo que las demostraciones sean críticas y difíciles. Por ejemplo, en el estudio citado de Caraco y col., (1980); Caraco (1981), con frecuencia la varianza en la recompensa se confunde con el tiempo y con la tasa de la pendiente. Algunas revisiones recientes examinan evidencias de las respuestas del riesgo a la sensibilidad en animales (Real y Caraco, 1986; Stephens y Krebs, 1986; Krebs y Kacelnik, 1991). Los estudios detallados de las bases biológicas de utilidad y de la biomecánica de forrajeo pueden ayudar a resolver algunas de las dificultades en la evaluación de los mecanismos que generan las respuestas observadas en la variabilidad de los recursos.

5 Biomecánica de la utilidad en abejorros

Las conductas descritas fueron muy consistentes con la hipótesis de la utilidad esperada. A diferencia de las económicas, en donde la utilidad se constituyó en las bases de la conducta observada (Henderson y Quandt, 1980), en estos sistemas biológicos se puede generar una explicación funcional de la utilidad con base en principios biomecánicos derivados de manera independiente de la conducta de selección observada.

La aversión al riesgo observada en los abejorros implica que la utilidad del tamaño de la recompensa para forrajear es una función de disminuciones positivas del volumen del néctar obtenido por flor (Keeney y Raiffa, 1976; Real, 1981; Real y col., 1982; French, 1986; Real y Caraco, 1986; Stephens y Krebs, 1986; Krebs y Kacelnik, 1991). Si las abejas individuales optimizan su tasa esperada en la ganancia de energía, entonces una relación no-lineal entre el volumen del néctar y la tasa de la ganancia de energía puede explicar la respuesta aversiva al riesgo en la variabilidad del tamaño de la recompensa. El hecho de optimizar la proporción esperada del gasto de energía ganada a nivel individual está relacionado con la capacidad evolutiva debido a que los éxitos reproductivos de las colonias están determinados por la proporción de energía que les entra.

Con base en principios biomecánicos, Harder y Real (1987) mostraron que la proporción del gasto de energía obtenida (E) en

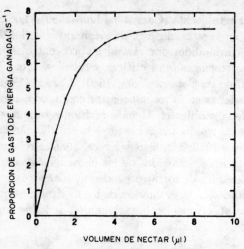

FIGURA 3. La gráfica del modelo de la función de "utilidad" (Ec. 3) basada empíricamente en lo establecido por la biomecánica de extracción del néctar que se relaciona con la proporción de energía obtenida en abejorros individuales, como una función del volumen de néctar en las flores visitadas. Cuando las abejas optimizan la proporción esperada de la energía obtenida, se intentan las relaciones no-lineales para la sensibilidad en las abejas por la variación en la recompensa de néctar por flor.

cada flor para una abeja individual que forrajea está representada por

$$E = \frac{e\rho SV - W(K_p(T_a + V/I) + K_f T_f)}{T_f + T_a + (V/I)} \tag{3}$$

en donde E es el contenido de energía de 1 mg de sacarosa (15.48 J); ρ es la densidad del néctar (mg/μl); S es la concentración de néctar (equivalente al porcentaje de sacarosa); V es el volumen del néctar (μl); W es la masa de abejas (g); T_p es la duración de cada visita (s); T_f es el tiempo de vuelo entre flores (s); K_p y K_f son los costos energéticos de cada prueba y de vuelo (J/g/s); T_a es el tiempo requerido para entrar y abandonar una flor (s) e I es el tiempo de ingestión (s).

Para los parámetros fisiológicos específicos de un *B. pennsylvanicus* promedio y para las características del néctar y las flores empleadas en los experimentos en ambientes artificiales, la proporción de gasto de energía ganada es una función inversa y positiva del volumen del néctar (figura 3). Harder y Real (1987) mostraron, además, que este modelo basado en la fisiología predice la conducta de selección en los abejorros sobre las diferentes distribuciones del néctar empleadas en experimentos anteriores. En consecuencia, se tienen los primeros principios que explican la aversión al riesgo en los abejorros que no incluye una función de utilidad construida que se revele a través de la conducta de selección.

6 COMPUTACIÓN, PERCEPCIÓN Y LA ARQUITECTURA DE LA ELECCIÓN

La explicación biológica de la aversión al riesgo que se ha sugerido asume que la información acerca de la recompensa floral es procesada de manera particular. Supone una secuencia de visitas de una abeja a un cierto número de flores durante un episodio de forrajeo. Para cada una de las flores en la secuencia, R_i representa la recompensa y T_i el tiempo requerido para obtener la recompensa de una flor en especial. El modelo de Harder–Real asume que las abejas optimizan el promedio del conjunto de R_i/T_i, esto es,

$$\max E_1 = \text{Avg} \left\{ \frac{R_1}{T_1}, \frac{R_2}{T_2}, \dots, \frac{R_n}{T_n} \right\} \tag{4}$$

en donde E_1 representa la ganancia de energía calculada en términos de los atributos de cada flor. Tal esquema de promediar resulta en el cálculo de la tasa esperada de dos variables al azar, $E(R/T)$. En un proceso estocástico simple de la tasa o, técnicamente, del proceso de renovación de la recompensa, tal como es el forrajeo de flores, la optimización de $E(R/T)$ lleva al máximo de la ganancia de energía a corto plazo (Turelli y col., 1982).

Algunos autores han argumentado sin embargo, que los organismos deben optimizar la ganancia a largo plazo más que la ganancia a corto plazo (Gilliam y col., 1990; Possingham y col., 1990). La optimización de la ganancia a largo plazo mediante el cálculo de la proporción esperada de las variables al azar es $E(R)/E(T)$. De hecho existe un rango de posibles reglas de cálculo que se ubican entre la ganancia a corto y a largo plazo y que corresponden a las diferentes vías del procesamiento de la información sobre una cadena de flores visitadas. Por ejemplo, las recompensas y los tiempos podrían ser agrupados a través de parejas sucesivas de flores en la cadena; esto es,

$$\max E_1 = \text{Avg}\left\{\frac{R_1 + R_2}{T_1 + T_2}, \frac{R_3 + R_4}{T_3 + T_4}, \ldots, \frac{R_{n-1} + R_n}{T_{n-1} + T_n}\right\} \quad (5)$$

o a través de tripletas (E_3), cuádruples (E_4) flores, etc. En el límite teórico, $n \to \infty$ para la cual $E(\infty) = E(R)/E(T)$ que corresponde al promedio en la tasa de la ganancia energética a largo plazo (Real y col., 1990).

Usando las expresiones basadas fisiológicamente en R y T del modelo de Harder–Real (ecuación 3), para cada distribución de recompensa floral empleada en nuestros experimentos de intercambio (figura 2), el promedio neto del rango de gasto de la energía ganada E_k se calculó como una función del tamaño de la estructura K sobre la cual fueron agrupadas las muestras. El tamaño de la estructura determina la estructura fina requerida para procesar una cadena particular de información.

En los experimentos, un abejorro forrajero visitó un promedio de 35 a 40 flores. En consecuencia, se pudieron dividir las cadenas de 36 visitas de acuerdo a 9 diferentes reglas por lo menos: flores solas, dobles, triples, cuádruples, conjuntos de 6, 9, 12, 18 y 36 flores respectivamente. De esta manera, son nueve formas diferentes de procesar estas 36 visitas a partir de los 9 tamaños diferentes de la estructura. El rango de preferencia se determinó para cada una de las distribuciones de la recompensa empleadas en los experimentos de intercambio (figura2). Estas preferencias florales observadas se convirtieron en calificaciones de 1, 0 o -1 para las preferencias amarillas, indiferentes o azules respectivamente. De esta forma se desarrollaron 100 simulaciones de forrajeros individuales cada uno de los cuales muestreó 36 flores en cada una de las distribuciones para las cuales existía un rango de preferencias. De cada conjunto de simulaciones y para cada distribución de recompensa, se calcularon las nueve E_k's diferentes correspondiendo cada una a los nueve algoritmos computacionales. Se aplicó el rango de correlación de Kendall entre la calificación de preferencia observada (1, 0 o −1) para cada distribución de las recompensas y se calculó el correspondiente promedio. Las correlaciones se obtuvieron sobre las nueve longitudes de estructura. En todos los experimentos la correlación entre la proporción esperada del gasto energético ganado y la preferencia observada fue máxima para la optimización a corto plazo (esto es, longitud de la estructura $k = 1$ o 2) y mínima para la optimización a largo plazo (longitud del armazón $k = 36$) (Real y col., 1990).

Estos resultados sugieren que los abejorros enmarcan sus decisiones con base en las flores individuales o en parejas de flores, lo que resulta en una optimización de la energía a corto plazo. Estos análisis no sugieren que las abejas recuerden únicamente las última visitas a las flores, sino que reunen información y rastrean la calidad floral con base en las flores individuales mas que en agrupar información de muchas flores. Algunos investigadores han argumentado que los abejorros tienen únicamente memoria a corto plazo, en tanto que en otros experimentos recientes sugieren que las decisiones de forrajeo están influidas al menos por las últimas tres visitas a las flores, pero no más que ésto (Menzel, 1979; Heinrich, 1984; Menzel, 1985; Dukas y Real, inédito). ¿Existen escenarios en los que se basen los cálculos de las estructuras pequeñas en los cuales las ventanas de la memoria a corto plazo muestren tener ventajas evolutivas?

7   REGLAS COMPUTACIONALES ÓPTIMAS

Hay al menos tres escenarios en los cuales pueden ser ventajosos los cálculos basados en las estructuras de longitud pequeña.

Primero: si las abejas están limitadas en su capacidad de memoria y por consiguiente restringen sus decisiones a pequeños tamaños de muestra, entonces los cálculos basados en $E(R/T)$ pueden ser más exactos que los basados en $E(R)/E(T)$. Los cálculos a corto plazo constituyen un estimador de la ejecución más robusto cuando se interrumpe el muestreo. Una estimación más precisa puede ocurrir en especial cuando la recompensa (R) y el tiempo para adquirir la recompensa (T) están correlacionadas. Una correlación positiva entre R y T está garantizada en los sistemas florales simples, porque toma más tiempo ingerir mayores cantidades de néctar. Esta evidencia teórica y experimental sugiere que las abejas están restringidas únicamente a la memoria a corto plazo (Menzel, 1979; Heinrich, 1984; Menzel, 1985; Dukas y Real, inédito) y se ha postulado una memoria severamente limitada para explicar la evolución de la constancia floral en los abejorros (Waser, 1986; Dukas y Real, inédito). La limitación en la memoria puede simplemente reflejar una baja complejidad neural, y una elevada capacidad de memoria puede correlacionarse con el desarrollo de sistemas neurales más complejos (Angermeier, 1984; Pearce, 1987).

Un segundo escenario sugiere que la optimización a corto plazo es adaptativa, dada una estructura espacial particular para las recompensas florales en los sistemas naturales. En la mayoría de situaciones de campo existe una intensa competencia local entre los polinizadores para los recursos florales. Cuando un polinizador encuentra un terreno de flores con abundante néctar, éste generalmente restringe el forrajeo a las plantas colindantes para eventualmente agotar por completo los recursos (Pyke, 1983; Loria y Moore, 1990). Tal pauta de forrajeo generará un grado mayor de autocorrelación espacial en recompensas de néctar, y los campos con frecuencia se caracterizan por contener puntos "cálidos" y "fríos" (Feinsinger, 1978; Pleasants y Zimmerman, 1979). Si se agrupa la información acerca de las flores individuales, entonces la estructura espacial de la distribución de recompensas se puede perder y el forrajeo en el campo completo será menos eficiente. En ambientes espacialmente autocorrelacionados paga bien el no agrupar la información.

Las implicaciones de las correlaciones en la estructura del hábitat sobre el marco de las decisiones ha sido explorado por Cuthill y col. (1990). En una serie de experimentos demostraron que el estornino *Sturnus vulgaris* forma sus decisiones de forrajeo (número de presas comidas en un sitio), con base solamente en su experiencia más reciente del tiempo de vuelo entre sitios. Los estorninos no parece que estimen el promedio a largo plazo en el ambiente. Cuthill y col., (1990) argumentan que cuando los parámetros de forrajeo en el medio ambiente (por ejemplo el tiempo de vuelo entre sitios) tienen una mayor autocorrelación, entonces la memoria a corto plazo tiene sus ventajas. El alto grado de autocorrelación temporal, que desemboca en la memoria adaptativa a corto plazo en estas aves, es análogo al alto grado de autocorrelación espacial entre las recompensas en los campos que pueden desembocar en ventajas de la memoria a corto plazo en las abejas.

Una tercera explicación de por qué las abejas pueden valorar la calidad de las flores individuales combina tanto la memoria restringida como el procesamiento jerárquico de la información. Desde la publicación de Miller (1956) sobre memoria humana, los psicólogos han reconocido los límites para recordar una información específica. Si siete objetos de una clase específica (por decir, pedazos de fruta) son presentados a sujetos, el recuerdo de estos objetos es bastante exacto. Si más objetos están presentes, el recuerdo se deteriora. Obviamente nosotros podemos recordar más de siete objetos, pero ¿cómo almacenamos grandes cantidades de información de manera que podamos recordar? Miller sugirió que la información es jerárquicamente compartamentalizada, por lo que las clases de información son agrupadas juntas. Por ejemplo, si a los sujetos se les presentaron siete pedazos de fruta y siete herramientas, el recuerdo puede ser bastante eficiente, debido a que las frutas y las herramientas pueden ser usadas como identificadores de clases.

En un sistema nervioso simple, como el de los abejorros, la información de calidades florales puede ser almacenada de manera jerárquica cuando las recompensas y los tiempos en las flores individuales son agrupadas en cocientes simples. Una mayor información se puede procesar y recordar si las cadenas están estructuradas de manera jerárquica con el apareamiento de las flores, lo cual parece ser una pauta jerárquica razonable para el almacenamiento de información.

La memoria a corto plazo (sea como restricción o adaptación) y los esquemas de procesamiento jerárquico dependen de alguna reducción de las muestras o de los límites para el recuerdo en el sistema nervioso. La evidencia subsidiaria de cómo los abejorros forman estimaciones subjetivas de probabilidades, apoya el punto de vista de que las abejas hacen muestreos limitados, lo cual conduce a un sesgo en la formación subjetiva de las probabilidades.

8 COMPUTACIÓN Y SESGO SUBJETIVO DE PROBABILIDADES

Todas las decisiones hechas con incertidumbre demandan que los sujetos estimen la probabilidad de los resultados particulares. Quizás las ideas más excitantes y desafiantes en teoría de la decisión contemporánea, pertenecen a la percepción equivocada de la probabilidad objetiva. Muchos psicólogos han argumentado (con alguna evidencia experimental) que los seres humanos (y algunas ratas de laboratorio) consistente y sistemáticamente perciben erróneamente las probabilidades (Kahneman y Tversky, 1979; Karmarkar, 1979; Machina, 1982; Battalio y col., 1985; Kagel y col., 1990; Battalio y col., 1990). Los eventos con una baja probabilidad parece que son sobrerepresentados en tanto que los eventos con una alta probabilidad son subrepresentados. Los humanos tienden a homogenizar las probabilidades y compensan los eventos hacia una probabilidad igual de ocurrencia. ¿Muestran otros animales tendencias similares de probabilidad subjetiva y cómo éstos sesgos son relacionados con el esquema de procesamiento de la información?

Producir probabilidades en los animales es difícil. Las probabilidades subjetivas se deben construir a partir de pautas de elección sobre las diferentes opciones de recompensa. Las teorías económicas de "conjuntos de aceptación" y de "estados preferenciales" (Yaari, 1965; Rossett, 1971; Real, 1987) proveen un marco de trabajo para este nivel de análisis.

Imagínese que un organismo se enfrenta con una elección en la cual recibe una recompensa X_1 si ocurre el estado S_1 y X_2 si se presenta el estado S_2. Deseamos determinar la probabilidad subjetiva que el organismo atribuye a la ocurrencia de S_1 y S_2. Por ejemplo, la recompensa de néctar dentro de la clase de flores amarillas podría ocurrir en dos estados que correspondan a dos niveles de recompensa con una probabilidad fija p y $1 - p$. La utilidad esperada de tal conjunto de alternativas es simplemente,

$$EU(X_1, X_2) = pU(X_1) + (1 - p)U(X_2) \qquad (6)$$

Para una probabilidad fija de cada par, podemos determinar el conjunto indiferente de los estados de recompensa X_1 y X_2 que generan la misma utilidad esperada, es decir los valores de X_1 y X_2 para las cuales $EU(X_1, X_2) = c$, una constante. Se puede construir una gráfica en cuyos ejes estén los niveles de recompensa o los estados X_1 y X_2. La línea a 45 grados de esta gráfica representa todas las alternativas para $X_1 = X_2$; es decir, para que los estados alternativos cuyo resultado de la elección sean seguros.

Por medio de algunas operaciones matemáticas simples en la ecuación 6, la teoría del estado de preferencia demuestra que las pendientes del conjunto indiferente a los 45 grados se igualan a la proporción negativa de las probabilidades, es decir, $-p/(1-p)$. Si se construye experimentalmente un conjunto indiferente sobre estados de recompensa y con probabilidades fijas, entonces se puede valorar si las probabilidades subjetivas derivadas de la conducta de selección del animal corresponden a probabilidades objetivas establecidas por el investigador.

Usando una colonia en encierro de *Bombus bimaculatus*, construí tal conjunto indiferente (Real y col., inédito). Cincuenta flores artificiales amarillas y 50 blancas fueron distribuidas al azar sobre un sitio de forrajeo. En las flores amarillas las recompensas se distribuyeron de tal manera que 4 de 5 flores tuvieron un cierto nivel de recompensa, en tanto que la quinta tuvo un nivel distinto de recompensa. De esta manera los estados de recompensa en flores amarillas se presentaron con una probabilidad objetiva de 0.8 y 0.2. Las flores blancas siempre contenían 4 μl de néctar. Mientras se mantuvo la proporción en las flores amarillas con una recompensa fija, manipulé las cantidades de néctar en dos estados alternativos de estas flores. El conjunto indiferente se construyó mediante la dosificación de los estados de recompensa en las flores amarillas, hasta que las abejas se mostraban indiferentes entre forrajear la amarilla variable o la blanca constante. Los datos representan las respuestas agrupadas de 5 forrajeras de la colonia con la mayoría de respuestas de dos individuos. Nuevamente se emplearon las respuestas agrupadas de los individuos, porque las preferencias direccionales de respuesta fueron las mismas entre los individuos, y los análisis requirieron solamente una medida ordinal de preferencia.

La gráfica de las preferencias en el espacio del estado de la recompensa revela el conjunto indiferente (figura 4, triángulos). Cada punto en el espacio de estado–recompensa corresponde a una combinación de los niveles de recompensa X_1 y X_2 con probabilidades fijas de 0.2 y 0.8 en las flores amarillas. Las combinaciones marcadas con un triángulo sólido generaron forrajeo indiferente entre las flores amarillas y las blancas. La pendiente de la regresión a través de los puntos de indiferencia mide operacionalmente las probabilidades subjetivas.

Si las probabilidades subjetivas de las abejas corresponden a las objetivas, entonces la pendiente de la regresión puede ser igual a $-0.8/0.2 = -4$. En realidad la pendiente de la regresión es igual

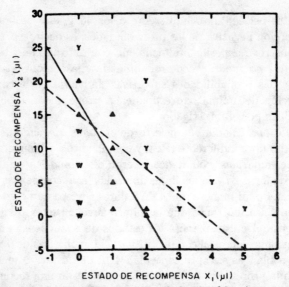

FIGURA 4. El estado de recompensa de las combinaciones en la variable amarilla de las flores que generó tanto la preferencia por las amarillas (Y), indiferencia ($\triangle$), o la constante en las flores blancas (W) en 5 abejas individuales. Estas visitaron aproximadamente 40 flores en cada una de las secuencias de forrajeo y mostraron preferencias ordinales similares cuando forrajeaban en las distribuciones de recompensa iguales. Los estados de recompensa en las flores amarillas se presentaron con probabilidades fijas ($p(X_1) = 0.2$ y $p(X_2) = 0.8$). Una regresión lineal a través de los puntos de indiferencia tiene una pendiente de $-8.5(X_2) = 16.88 - 8.5X_1$; el error estándar de la pendiente es de 2.30 ($p < 0.01$). La pendiente esperada con base en las probabilidades obtenidas es -4.0. En consecuencia, parece ser que las abejas sobreestiman la semejanza de los eventos comunes y subestiman la semejanza de eventos raros.

a -8.5 (el error estándar de la pendiente es 2.30, $p = 0.01$), lo que indica que las abejas estimaron una probabilidad de 0.8 más que una probabilidad de 0.9. De manera similar una probabilidad de 0.2 fue tratada como si fuera de 0.1. Cuando un evento es frecuente, las abejas lo sobrerepresentan; cuando es raro, lo subrepresentan. Esto tiene un sentido intuitivo y puede reflejar simplemente que las abejas prestan atención a un fenómeno común e ignoran los eventos raros.

Los sesgos en la estimación de la probabilidad en las abejas indican en estos experimentos una tendencia en dirección opuesta a las propuestas para los sujetos humanos. En parte, esta diferencia puede ser debida a las diferencias en los esquemas de procesamiento de la información y a una memoria restringida. Podemos esperar una sobrerrepresentación de los eventos comunes si las abejas desarrollan probabilidades después de unas pocas muestras de distribución de la recompensa. En los experimentos, las recompensas en las flores amarillas fueron más sesgadas —eventos con probabilidad de 0.8 y 0.2. Una muestra interrumpida de esta distribución, es más factible que genere una sobreestimación de las probabilidades si las abejas forman estimadores con base en las frecuencias encontradas. Por ejemplo, si las abejas reducen el muestreo después de una sola flor, entonces hay un 80% de oportunidades de que la probabilidad 0.8 del evento sea percibido como igual a 1.0. Conforme los muestreos progresan, la probabilidad subjetiva convergirá en la probabilidad objetiva; pero los cálculos a corto plazo son extremadamente reducidos en las muestras y pueden llevar a un sesgo alto en la estimación de las probabilidades.

Experimentos adicionales acerca de la conducta de "intercambio", sugieren que los abejorros perciben muy poco los eventos raros y hay una alta percepción de eventos comunes (Real, 1989). Cuando a las abejas se les restringe el forrajeo en un sitio artificial con igual número de flores de cartón azul y amarillo (100 azules, 100 amarillas) con una recompensa igual y constante (2 μl en cada flor), las abejas se mostraron indiferentes para forrajear sobre las amarillas o azules y las visitaron en una proporción igual. Sin embargo, cuando las flores amarillas fueron relativamente raras (aún con 2 μl en todas las flores), las abejas sobrevisitaron de manera desproporcionada a las flores azules. Cuando las azules fueron relativamente más raras, las abejas sobrevisitaron de manera desproporcionada a las amarillas. Las abejas cambiaron sus preferencias en función de una abundancia relativa de los tipos de flores.

Esta desproporción de las visitas al tipo floral común se puede explicar mediante no–linealidad simple en el campo perceptual. El peso total de la entrada de información sensorial de las flores azules puede ser desproporcionadamente mayor, cuando las azules son relativamente más abundantes. La excitación de las flores amarillas en el campo perceptual se puede reducir cuando la entrada del azul es relativamente más alto. Se han observado con frecuencia intercambios predatorios como una función de la abundancia relativa y se han articulado argumentos similares para el papel del procesamiento de la información y de la detección de la señal (Getty, 1985; Getty y Krebs, 1985). La percepción de frecuencia y probabilidad pueden de esta manera reconocerse como problemas especiales en el reconocimiento de formas.

9   Conclusiones

Las abejas pueden ser consideradas como optimizadores de energía a corto plazo, que emplean reglas computacionales y que de manera eficiente explotan los recursos de su medio ambiente, sujetas a posibles restricciones neuronales, de memoria, o de ambas. Parece ser que las abejas elaboran probabilidades con base en la frecuencia de encuentros de diferente tipo de recompensa y comienzan sin ninguna estimación de semejanza. El sesgo de la probabilidad observada resulta de cálculos a corto plazo, de muestreos interrumpidos, o de ambas. Las reglas computacionales a corto plazo pueden ser adaptativas cuando los animales están sujetos a: i) la restricción perceptual o de memoria, ii) el intentar explotar eficientemente los recursos en un ambiente espacialmente autocorrelacionado, o iii) la clasificación jerárquica o la compartamentalización de la información.

Dentro del medio ambiente de los abejorros, una percepción incorrecta puede ser de hecho adaptativa. Los algoritmos computacionales que parecen proporcionar una explotación más eficiente de los recursos generan, como por un subproducto, un sesgo en la probabilidad de estimación. Tversky y Kahneman, (1974) y Kahneman y col., (1982) argumentan que los sesgos perceptuales pueden resultar de que los organismos por lo general adoptan reglas "heurísticas" para la toma de decisiones. Sin embargo, debemos reconocer que lo que constituye un diseño adaptativo heurístico en una especie o en un medio ambiente, puede ser mala adaptación en otras especies dentro de otros ambientes.

A lo largo de este artículo he usado los modelos económicos de la toma de decisiones desarrollados para explicar los patrones de selección en los humanos, y parece natural comparar el desempeño de las abejas con los humanos, cuando se les somete a las mismas tareas que implican los mismos tipos de métodos. Sin embargo, las comparaciones evolutivas entre las abejas y los humanos son excesivamente simplistas. Los humanos y las abejas no comparten una historia evolutiva reciente o nichos ecológicos similares. Lo que se ha demostrado aquí es cómo las abejas emplean las reglas computacionales para adaptarlas a una explotación eficiente de los recursos en su medio ambiente. Los argumentos de especies únicas para explicar la especialización adaptativa de los procesos mentales deben ser complementados mediante las comparaciones entre especies cercanamente relacionadas y las especies que desarrollan tareas ecológicas similares. Se están realizando ya los estudios comparativos acerca de la naturaleza adaptativa de la función cognitiva en vertebrados (Roitblat, 1982; Shettleworth, 1983; Wilson y col., 1985; Sherry y Schacter, 1987; Balda y Kamil, 1989; Gallistel, 1989; Gallistel, 1990; Harvey y Krebs, 1990) y se han iniciado las investigaciones en modelos de invertebrados, incluídas las abejas (Dukas y Real, en prensa). A pesar de todo, la teoría evolutiva de la cognición esta aún en pañales. Una teoría biológica verdaderamente predictiva de la toma de decisiones, de la resolución de problemas y de la selección de conductas en los animales, incluyendo a los humanos, podrá explorar el significado evolutivo y funcional de las reglas para el procesamiento computacional y de la información, empleadas por los organismos en su lucha por sobrevivir, adquirir pareja sexual y reproducirse.

En resumen, los animales procesan información sensorial de acuerdo a reglas computacionales específicas y, subsecuentemente, la formación de representaciones de su medio ambiente son las bases para hacer elecciones y tomar decisiones. Las reglas computacionales específicas empleadas por los organismos son a menudo evolutivamente adaptativas para generar mayores probabilidades de supervivencia, reproducción y adquisición de recursos. Los experimentos en colonias aisladas de abejorros que se ven obligados a forrajear en flores artificiales sugieren que la arquitectura cognitiva de los abejorros está diseñada para explotar eficientemente los recursos florales de ambientes estructurados espacialmente de acuerdo con los límites de la memoria y el procesamiento neuronal de la información. Una relación no lineal entre la biomecánica de extracción del néctar y las tasas netas de la energía obtenida en abejas individuales, puede explicar las sensibilidades tanto de la media aritmética como de la varianza en las distribuciones de recompensa de flores. Las reglas heurísticas que conducen a la explotación eficiente de los recursos también pueden conducir a una mala percepción subjetiva de las probabilidades. La formación de una probabilidad subjetiva puede ser vista como un problema en el reconocimiento de pautas del sujeto para puntualizar esquemas específicos de muestreo y para las restricciones de memoria.

REFERENCIAS

Angermeier, W. F. *The Evolution of Operant Learning and Memory*. Karger Basel, 1984.

Battalio, R. C. Kagel, J. H. y McDonald, D. N. *American Economic Review*. 75: 596, 1985.

Battalio, R. C. Kagel, J. H. y Mcdonald, D. N., *American Economic Review*. 75: 597, 1985.

Battalio, R. C. Kagel, J. H. y Jiranyakul, K. *Journal Risk Uncertainty*. 3: 25, 1990.

Bernoulli, D. *Commentar. Academic Science Imp. Petropaolitanae*. 5: 175, 1738.

Caraco, T., Martindale, S. y Whittam, T. *Animal Behavior.*. 28: 820, 1980.

Caraco, T. *Behav. Ecology Sociobiology*. 8: 213, 1981.

Caraco, T. *Behav. Ecology Sociobiology*. 12: 63, 1983.

Caraco, T. y Lima, S. L. *Quant. Anal. Behavior*. 6: 1, 1986.

Carter, R. V. y Dill, L. M. *Behavior Ecology Sociobiology*. 26: 121, 1990.

Cheney, D. Seyfarth, B. y Smuts, B. *Science*. 234: 1361, 1986.

Cheney, D. y Seyfarth, R. M. *Cognition*. 37: 167, 1990.

Cuthill, I. C. et. al., *Animal Behavior*. 40: 625, 1990.

Feinsinger, P. *Ecology Monogr*. 48: 269, 1978.

French, S. *Decision Theory*. Halstead Press, Nueva York, 1986.

Gallistel, C. R. *Annu. Rev. Psychol*. 40: 155, 1989

Gallistel, C.R. *The Organization of Learning*. (MIT Press, Cambridge, Massachussetts) 1990.

Getty, T. *Am. Nat.*. 125: 239, 1985.

Harder, L. D. y Real, L. A. *Ecology*. 68: 1104, 1987.

Harvey, P. H. y Krebs, J. R. *Science*. 249: 140, 1990.

Heinrich, B. En *The Biology of Learning*. P. Marler y H. Terrace (eds.), Springer-Verlag, Heidelberg, p. 135, 1984.

Henderson, J. M. y Quandt, R. E. *Microeconomic Theory: A Mathematical Approach*. McGraw-Hill, Nueva York, 1980.

Herrnstein, R. J. *Journal Experimental Anal. Behavior.* 7: 179, 1964.

Kagel, J. H. MacDonald, D. N. y Battalio, R. C. *American Economic Review.* 80: 912, 1990.

Kahneman, D. y Tversky, A. *Econometrica.* 47: 263, 1979.

Kahneman, D., Slovic, P. y Tversky, A. (eds.), *Judgement Under Uncertainty: Heuristics and Biases.* Cambridge University Press, Cambridge, RU, 1982.

Karmarkar, U. *Organ. Behavior Human Perform.* 21: 61, 1979.

Keeney, R. L. y Raiffa, H. *Decisions with Multiple Objectives.* Wiley, Nueva York, 1976.

Krebs, J. R., Healy, S. D., Shettleworth, S. J. *Animal Behavior.* 39: 1127, 1990.

Krebs, J. R. y Kacelnik, A. En *Behavioral Ecology.* J. R. Krebs y N. B. Davies (eds.), Blackwell, Oxford, 1991.

Loria, D. E. y Moore, F. R. *Behavior Ecology.* 1: 24, 1990.

Machina, M. *Ecometrica.* 50: 277, 1982.

Macphail, E. M. *Behavior Brain Science.* 10: 645. 1987.

Markowitz, H. *Portfolio Selection.* Wiley, Nueva York, 1959.

Menzel, R. *Nature.* 281: 368, 1979.

Menzel, R. En *Experimental Behavioral Ecology.* B. Holldobler y M. Lindauer (eds.), Sinauer, Sunderland, MA, p. 55, 1985.

Moore, F. R. y Simm, P. A. *Experientia.* 42: 1054, 1986.

Miller, G. A. *Psychological Review.* 63: 81, 1956.

Newell, A. Rosenbloom, P. S. y Laird, J. E. En *Foundations of Cognitive Science.* M. I. Posner, (ed.) MIT Press, Cambridge, MA, pp. 93-131, 1989.

Pearce, J. M. *An Introduction to Animal Cognition.* (Erlbaum, London) 1987.

Pleasants, J. M. y Zimmmerman, M. *Oecologia.* 41: 283, 1979.

Possingham, H. P. Houston, A. I. y McNamara, J. M. *Ecology.* 71: 1622, 1990.

Pyke, G. H. En *The Ecology of Animal Movement.* I. R. Swingland y P. J. Greenwood (eds.), Clarendon Press, Oxford, p. 7, 1983.

Real, L. A. *Ecology.* 62: 20, 1981.

Real, L. A., Ott, J. R. y Siverfine, E. *Ecology.* 63: 1617, 1982.

Real, L. A. y Caraco, T. *Annu. Review Ecol. Syst..* 17: 371, 1986.

Real, L. A. *Am. Nat..* 130: 399, 1987.

Real, L. A. Ellner, S. y Harder, L. D. *Ecology.* 71: 1625, 1990.

Real, L. A. En *Behavioral Mechanisms in Diet Selection.* R. H. Hughes, (ed.), Springer-Verlag, Heidelberg, p. 1, 1989.

Richards, R. J. *Darwin and the Emergence of Evolutionary Theories of Mind and Behavior.* University of Chicago Press, Chicago, 1987.

Roitblat, H. L. *Behav. Brain Science..* 5: 353, 1982.

Roitblat, H. L. En *Introduction to Comparative Cognition.* Freeman, Nueva York, 1987.

Rossett, R. N. *Review Economic Study.* 38: 481, 1971.

Rummelharth, D. E. y McClelland, (eds.), *Parallel Distributed Processing: Explorations in the Microstructure of Cognition.* MIT Press, Cambridge, MA, 1986.

Rummelharth, D. E. En *Foundations of Cognitive Science.* M. I. Posner, (ed.), MIT Press, Cambridge, MA, pp. 133-159, 1989.

Sherry, D. F., y Schacter, D. L. *Psychological Review.* 94: 439, 1987.

Shettleworth, S. J. En *Advances in Analisys of Behavior.* M. Zeiler y P. Harzem, (eds.), Wiley, Nueva York. pp. 1-39, 1983.

Simon, H. A. y Kaplan, C. A. En *Foundations of Cognitive Science.* M. I. Posner, ed. (MIT Press, Cambridge, Massachusetts), pp 1-48, 1989.

Staddon, J. E. *Adaptive Behavior and Learning.* Cambridge University Press, Cambridge, 1983.

Stephens, D. W. y Krebs, J. R. *Foraging Theory.* Princeton University Press, Princeton, NJ, 1986.

Tobin, J. *Review Economic Study.* 25: 65, 1958.

Turelli, M. J. Gillespie, J. H. y Schoener, T. W. *Am. Nat.* 119: 879, 1982.

Tversky, A. y Kahneman, D. *Science.* 185: 1124. 1974.

von Neumman, J. y Morganstern, O. *Theory of Games and Economic Behavior.* Princeton University Press, Princeton, NJ, 1944.

Waddington, K. D. Allen, T. y Heinrich, B. *Animal Behavior.* 29: 779, 1981.

Waser, N. M. *Am. Nat..* 127: 593, 1986.

Wilson, B., Mackintosh, N. J., y Boakes, R. A. *Q. J. Experimental Psychology.* B 37: 313, 1985.

Wuketits, F. M. *Evolutionary Epistemology.* SUNY Press, Albany, NY, 1990.

Yaari, M. *Q. Journal Economic.* 79: 278, 1965.

4 ZOOSEMIÓTICA Y COGNICIÓN

RICARDO MONDRAGÓN-CEBALLOS

1 GENERALIDADES SOBRE LA COMUNICACIÓN

"Comunicación" es un término difícil de definir, y cuando se trata de "comunicación animal" lo es aún más por la cantidad de consideraciones que deben tomarse para proponer alguna marca física o química como un arsenal poseedor de uno o varios significados. En un sentido muy amplio, se considera que la comunicación existe en cualquier transferencia de información de una fuente emisora a una fuente receptora, por medio de una señal discernible y un canal específico que la conduzca. Desde esta perspectiva, la mera transferencia de información de un artefacto a otro, sean estos seres vivos, mecánicos, electrónicos o de cualquier otra índole, es "comunicación". Sin embargo, la anterior definición resulta demasiado imprecisa y ambivalente, pues comprende una vasta diversidad de fenómenos, físicamente poco semejantes, que cumplen con los requerimientos para transferir información, al tiempo que pasan por alto otros aspectos que en animales, cuando menos, ocurren concomitantemente con la transferencia de información, como son las emociones. En los estudios de comportamiento animal, esta sencilla distinción basta para poner en entredicho que la sola transferencia de información sea considerada comunicación y nuevos requerimientos son añadidos a la existencia de la fuente emisora y receptora, la señal y el canal.

2 DEFINICIÓN DE ZOOSEMIÓTICA

La obra de Darwin, *La expresión de las emociones en los animales y en el hombre*, es considerada, en etología, el primer estudio sistemático de la comunicación en los animales (Halliday y Slader,

1983). En su libro Darwin (1872) cataloga una serie de comportamientos, por ejemplo, las posturas de amenaza de los gansos, los perros y los gatos, o los diversos gestos faciales de primates no-humanos y humanos, como señales que informan a otros individuos acerca del estado interno de los actores. Aunque en su trabajo Darwin aceptaba como un hecho implícito la intencionalidad (Hinde, 1985), la imposibilidad de entrar en la subjetividad del otro, propuesta por Wundt (1987), afectó a todas las disciplinas que estudian el comportamiento: la psicología, la antropología, la etología y la filosofía. La visión mecanicista del comportamiento animal retrasó la integración de conocimientos y conceptos relacionados con los procesos mentales superiores, provenientes de la neurobiología, la psicología cognitiva, la psicología de la "Gestalt", la psicolingüística, las matemáticas y la inteligencia artificial, disciplinas que actualmente constituyen el cuerpo de la ciencia cognitiva (Simon y Kaplan, 1989).

Los etólogos clásicos, como Lorenz y Tinbergen, dieron gran importancia a los desplantes con que un animal señala los límites de su territorio, su disponibilidad para el apareamiento o su presteza para la lucha, sin embargo eludieron hacer interpretaciones acerca de los estados internos y de la intencionalidad subyacente a las señales (Hinde, 1985). En estas primeras etapas de la etología, la adhesión dogmática a la idea que todo comportamiento esta determinado genéticamente, no dejaba lugar a conceptos que implicaran plasticidad conductual, retroalimentación o *insight*. Bastaba con que una conducta estereotipada facilitara algún comportamiento social para considerarla una señal, enfatizando que la selección natural de esta señal se debía a que confería alguna ventaja adaptativa al emisor o a los parientes del emisor (adecuación inclusiva), aunque no en todos los casos esto fuera evidente. De hecho en ciertos casos parecía ocurrir el efecto opuesto: la señal parecía disminuir la adecuación del individuo. Ejemplo de esto es la proposición de Nelson (1979) acerca de que el plumaje blanco de ciertas aves marinas sirve de señal para advertir a otras aves sobre la posición de los bancos de peces. Al hacerlo así, la adecuación del individuo decrece al compartir los recursos con otros sujetos, sean o no de su misma especie. Desde esta perspectiva se consideraba que el objeto de la selección era la señal y no otras características del complejo emisor-receptor-señal-significado-canal. Es decir, una señal, como sería una mancha corporal de cierta tonalidad, se seleccionaría más por ser un estímulo poderoso para desencadenar una pauta de acción fija, que una mancha de una tonalidad diferente. De igual manera, la intensidad con la que se expresa alguna emoción en diferentes conductas, llevaría a seleccionar como señales los comportamientos de mayor intensidad, dada su conspicuidad y efectividad para promover la facilitación social, o sea, la respuesta del o los receptores.

Marler (1967) propone una definición más integrativa de comunicación animal: "la reciprocidad sinérgica entre participantes, en la cual ambos se entregan a maximizar la eficiencia del intercambio". Slater (1983) modifica esta definición para proponer a la comunicación animal como la "transmisión de una señal de un animal a otro, de modo tal que el emisor se se beneficia, en promedio, con la respuesta del receptor". Ambas definiciones contienen de manera implícita el concepto de funcionalidad, lo cual dirige la atención sobre el papel adaptativo (en sentido no–darwiniano) de la comunicación, e integra el concepto de coevolución de la señal del emisor con el, o los significados que tiene en el receptor.

Sebeok (1968) acuñó el término "zoosemiótica" para designar la disciplina científica encargada de estudiar la comunicación en animales. La llamó así pues estaba convencido que las diversas manifestaciones conductuales que ocurrían entre animales podían ser clasificadas en símbolos icónicos e índices con propiedades semánticas; es decir, la señal puede tener un contenido simbólico ajeno a sus características físicas y químicas. Para Sebeok, la zoosemiótica no es privativa de la etología, abarca diferentes disciplinas y se debe de abordar a muy diversos niveles, que van desde sus bases biológicas hasta sus funciones sociales. Es decir, la zoosemiótica comprende el estudio de las naturalezas físicas y químicas de la señal, el estudio de los órganos productores de la señal, el canal de la señal y la fisiología perceptual, la integración neural de la señal, la interpretación de la señal (semiótica), la facilitación de la respuesta y la respuesta, a su vez, como señal. En breve, para Sebeok, la zoosemiótica incluye métodos de áreas tan diversas como la histología, la psicofisiología, la semántica, la ecología, el comportamiento social y la evolución.

Por ello la aproximación integrativa de Sebeok requería de un mayor formalismo para desarrollar un programa de zoosemiótica. Hailman (1985) clasifica a la zoosemiótica como una disciplina mayor dentro de las tres que actualmente forman la biología conductual y señala como principales líneas de investigación a la estructura de la señal, el contexto donde se da la comunicación, la información que se transfiere y el estudio de los lenguajes. Green y Marler (1979) proponen incorporar a la comunicación animal fenómenos que satisfagan tres condiciones fundamentales: la no-constancia de la señal, la especialización y el procesamiento interno.

La no-constancia de las señales implica que la señal por sí misma es un evento perceptible, con un inicio y un final, que marca un periodo mucho más corto que cualquier fase del ciclo vital del individuo. La producción de la señal se aprecia por un cambio de estado medible. La detección por parte del receptor es de alguna manera contingente, con un atributo externo que contrasta con un estado precedente inmediato.

La especialización se refiere a las adaptaciones estructurales o conductuales para la producción, transmisión o detección de la señal, que indiquen diseño y función para conformar un complejo comunicante.

El procesamiento interno supone que los animales que señalan y reciben señales deben comportarse como si estuvieran internalizando y decodificando la señal. Las respuestas comunicativas a una misma señal en un mismo contexto pueden variar a tiempos diferentes (latencia de respuesta y tiempo de reacción).

Las respuestas se definen como cualquier cambio en la probabilidad de un comportamiento subsecuente, comparado a las expectativas en la ausencia del señalamiento. La naturaleza de las respuestas sirve para informarnos indirectamente acerca de los procesos internos de codificación y decodificación.

Dawkins y Krebs (1978) reintroducen a la "intencionalidad" como parte medular de la zoosemiótica, aludiendo que la comunicación es más un problema de cómo un animal manipula la conducta de otro, y no la sola transferencia de información. Smith (1977) y Hinde (1981) critican duramente la anterior opinión y advierten que el receptor debe confiar en la veracidad de la señal, de manera tal que responder a ella sea más benéfico que ignorar la señal, de otra manera no se puede seleccionar como un caracter adaptativo. Además, para el caso de la comunicación intraespecífica, el emisor de una señal engañosa debe obtener un beneficio reproductivo mayor al comportarse así, que el costo a largo plazo que el grupo le pueda infligir al descubrirlo (p. ej., expulsarlo del grupo, limitar activamente su acceso a los recursos o matar a sus crías).

En la comunicación interespecífica puede existir manipulación sin que por eso haya que aceptar una intencionalidad consciente. De esa manera es posible que aparezcan señales físicas, químicas y conductuales que sirvan para engañar a predadores y huéspedes. Las hembras de chorlito, ante la presencia de un predador, abandonan el nido a la carrera, simulando tener un ala rota y no poder emprender el vuelo. De esta manera atraen la atención del predador sobre ellas y lo alejan del nido donde se hallan los huevos o los polluelos. Una mariposa "apetecible" puede llegar a disfrazarse de "incomible" a los predadores, al seleccionarse los individuos cuyo colorido es similar al de alguna especie aposemática, es decir una especie de mariposas cuyo colorido las delata como tóxicas o desagradables. Los escarabajos de la especie *Temeles pubicollis* parasitan a las hormigas del género *Ormica*, gracias a que sus huevos y larvas tienen olores semejantes al de las larvas de las hormigas. Los escarabajos se aparean y depositan los huevos a la entrada de un hormiguero y las hormigas, engañadas por el olor, los introducen a la guardería y los alimentan hasta alcanzar el estado adulto. Estas dos últimas conductas engañosas se conocen como mimetismo batesiano, en el cual la eficiencia reproductiva de un individuo se ve favorecida al parecerse a otro organismo. Smith (1977) advierte que la evolución por mimetismo batesiano es inestable, ya que a su vez, la especie modelo y el predador o el huesped desarrollan caracteres que permiten diferenciar a la especie mimética.

En vista de la creciente información respecto de las habilidades cognitivas de los primates no–humanos, recientemente se ha retomado el concepto de "intencionalidad" para dar una explicación funcional a conductas como el "engaño táctico". El engaño táctico consiste en emitir información falsa respecto a las expectativas del emisor, de tal manera que los receptores atiendan el engaño y el "engañador" obtenga un beneficio a corto plazo (Whiten y Byrne, 1988). Estas conductas han sido vistas en chimpancés, macacos y babuinos. Goodall (1971), en su libro, *En la sombra del hombre*, describe cómo un chimpancé juvenil macho alejaba a sus compañeros de la caja de plátanos que el observador acababa de procurar, levantándose en dos patas y oteando un punto lejano en el horizonte. Con esto atraía la atención del resto de chimpancés hacia el sitio que miraba y aprovechaba la distracción para comer la mayor cantidad de plátanos. Con el tiempo los otros chimpancés se percataron del comportamiento "tramposo" del juvenil y cuando éste se alzaba a mirar al horizonte, los otros buscaban con la vista los objetos novedosos alrededor del "engañador". Byrne y Whiten (1988) han descrito varias instancias en las que babuinos de sabana juveniles evitan el ataque de un macho adulto, por medio de gestos exagerados y miradas utilizadas normalmente cuando algún individuo del grupo avista un predador u otra tropa de babuinos. Byrne y Whiten (1988) en babuinos de sabana, y en nuestro grupo de macacos cola de muñón, se han observado varias veces cómo un infante le quita a un animal subordinado una pieza codiciada de comida de la siguiente manera: el infante se acerca al subordinado, toma asiento, espera a que ningún otro miembro del grupo lo observe y emite un chillido afligido sin haber recibido una amenaza o una agresión por parte del mono con la comida. De inmediato, la madre, los hermanos y los machos dominantes cargan contra el mono subordinado, que suelta la pieza de comida para escapar y el infante aprovecha la confusión, para tomar la fruta o verdura anhelada. Al igual que en el ejemplo de los chimpancés, la atención de los monos "engañados" es distraída por el "engañador" que transfiere información falsa.

3   La señal

Las señales utilizadas por los animales comprenden diversas modalidades que pueden agruparse en dos grandes categorias: señales físicas y señales químicas. Si bien esta distinción es útil para estudiar las características de la señal, esto no significa que la comunicación sea mediada por una señal y canal específicos. En general, la comunicación requiere de información transferida simultáneamente por varias señales y canales. Esta redundancia enfatiza el mensaje confiriéndole mayor veracidad. Si los monitos tracaleros mencionados antes, acompañan el chillido afligido con gestos de miedo, piloerección y saltos o movimientos bruscos, la respuesta defensiva de la madre, hermanos y machos dominantes ocurre con mayor presteza y violencia, que si el monito se limita a permanecer tranquilamente sentado tras emitir el grito. Una situación semejante ocurre en los humanos. Cuando hablamos con alguien a quien no podemos ver, la carencia de expresiones y posturas que apoyen

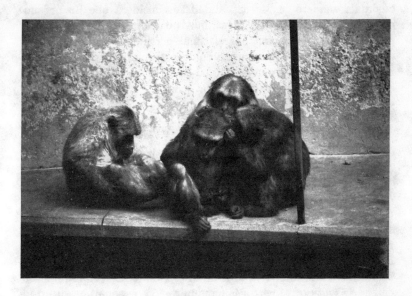

FIGURA 1. El sistema de comunicación en macacos cola de muñon (*Macaca arctoides*), similar en las diferentes especies de primates es visual, táctil y auditiva.

las palabras del otro, interfiere con la credibilidad que le otorguemos, ya sea disminuyéndola o aumentándola.

No obstante, se requiere estudiar las diversas señales por separado para comprender cuál información transmiten y los efectos que por sí mismas ocasionan en los actores, tanto a nivel conductual como fisiológico. Green y Marler (1979) destacaron la importancia que la señal sea un evento discernible al observador. No es de extrañar que la mayoría de los estudios de comunicación, en principio, fueron hechos sobre señales particulares de los humanos, como son posturas, coloraciones o vocalizaciones. En la actualidad gracias a la disponibilidad de aparatos que amplían nuestra gama perceptual, se han podido estudiar tambien señales químicas sutiles, vocalizaciones ultrasónicas, subsónicas y coloraciones conspicuas solo en las iluminaciones ultravioleta e infrarroja. De cualquier manera, en la actualidad se considera que un órgano que tenga funciones perceptivas, muy posiblemente esté adaptado para recibir información por el canal pertinente al tipo de percepción que sirve. Igualmente cualquier órgano o configuración morfológica que destaque al animal sobre el "ruido" ambiental, se considera diseñado para emitir una señal.

3.1 Señales químicas

Albone (1984) propuso a la "semioquímica" como la disciplina encargada del estudio de la transmisión de información por medio de sustancias químicas que un animal deposita en sitios específicos del medio, sobre el cuerpo de otro animal o sobre su propio cuerpo. En inglés a los compuestos, que sirven de señales se les conoce como *semiochemicals*, lo cual traducido al español como semioquímicos carece de sentido. Mayagoitia (comunicación personal) ha sugerido el término "quimiosemáforo", uniendo al sufijo griego Khemeia las palabras tambien griegas sema (señal) y phoros (que lleva), para designar a las sustancias y compuestos que transfieren información entre organismos. Los quimiosemáforos se dividen en dos tipos amplios: homeoquímicos o feromonas, sustancias responsables de las interacciones entre individuos de la misma especie; y aleloquímicos, sustancias responsables de la transferencia de información entre individuos de diferentes especies. Los homeoquímicos se dividen en dos categorías: feromonas liberadoras y feromonas promotoras. Las feromonas liberadoras son las que desencadenan un efecto conductual a corto plazo sobre el animal receptor. Las feromonas promotoras son las que promueven un efecto fisiológico a largo plazo. Los aleloquímicos tambien se dividen en dos categorías: las alomonas y las kairomonas. Las alomonas son sustancias químicas que favorecen adaptativamente a la especie que las emite; por ejemplo, las fragancias de las flores que atraen a los polinizadores. Las kairomonas son sustancias químicas que favorecen al receptor de la señal; por ejemplo, los olores que le indican a un gato la presencia de un ratón.

3.2 Señales físicas

Las señales físicas se clasifican en visuales, acústicas y táctiles. Las señales visuales, como lo indica su nombre, son aquellas percibidas por los ojos. La categoría es muy amplia, pues incluye patrones de manchas y coloraciones, posturas corporales, actos y gesticulaciones y las emisiones de luz fosforescente de ciertos insectos nocturnos y animales abisales. Las señales acústicas incluyen vocalizaciones, cantos, trinos y sonidos que son ocasionados al golpear un objeto con otro. En los primeros tres casos, para la emisión de la señal se requiere de algún órgano especializado para producir sonidos, como la siringe en los pájaros y las cuerdas vocales de los humanos, así como un órgano especializado en la recepción: el oído. Una forma muy especializada de la comunicación acústica es la ecolocación de los murciélagos y los delfines, donde el animal puede formarse mapas de su entorno y comunicarse por medio de señales semejantes a las del sonar de los barcos y submarinos (Griffin, 1978). Las señales táctiles implican contacto corporal de un animal con otro, como pueden ser las caricias, los besos o las bofetadas. Estas son a mi parecer, las tres modalidades de señales físicas mas comunes, aunque podemos encontrar tipos particulares, como la termocepción, es decir la percepción del calor, que ocurre en ciertas serpientes.

4 EL MENSAJE

La señal es la forma que adquiere el mensaje para su transmisión a través del medio ambiente. Slater (1983) ha definido al mensaje como lo que dice la señal del emisor, y el significado que el receptor extrae de ella. Ninguna de estas dos características es tangible y deben ser inferidas por el comportamiento. Además, en casi todas las señales animales, la señal no tiene una relación clara con lo que simboliza el mensaje, de la misma manera como la palabra "perro" no suena ni se parece a lo que refiere (Slater, 1983). Por otro lado las señales son eventos discretos, que no tienen formas rígidas, pues pueden variar en intensidad. La intensidad aunada a la señal provee de mayor información al receptor, variando cualitativa y cuantitativamente el mensaje. Por ejemplo, en un encuentro agresivo entre dos perros, la posición de las orejas de uno le indica al otro la "disponibilidad" para el ataque o la huída. Si el perro en cuestión muestra las orejas pegadas a la cabeza, no importa cuán fieramente gruña y muestre los dientes, señala estar más dispuesto a la huída. Por el contrario, si el perro mantiene las orejas erguidas indica estar dispuesto a atacar. Entre estos dos extremos de la señal, existe un continuo de posiciones de las orejas que indican al contrincante sobre el grado de "indecisión" para optar por alguna de las dos formas extremas de la situación. Esto implica la existencia de algún mecanismo decodificador; es decir, cuando menos una función de mapeo que asigne a la señal un significado que a su vez permita seleccionar un mensaje, el cual se use como señal del efecto que la primera señal tuvo sobre el receptor. La capacidad de internalizar la señal, transformarla en otro tipo de señal (p. ej., la frecuencia de disparo neuronal), atribuir un significado a la señal y producir una salida, que a su vez puede ser una señal, permite considerar a este tipo de comunicación como mediada por un proceso cognitivo, si bien muy primitivo, es claro, que conforme el cerebro, el órgano encargado del manejo de la información sensorial, se hace arquitectónicamente más complicado, sus capacidades sintácticas y semánticas se incrementan, además de añadírsele nuevas funciones.

El mensaje de una señal no es forzosamente universal, sino que adquiere distintos significados según sea el receptor que lo recibe. El canto de un pájaro puede ser interpretado de los siguientes modos: para una hembra de la misma especie indica la cercanía de una posible pareja sexual, para un macho de la misma especie indica un competidor, para un halcón indica la proximidad de una presa y para un pájaro de distinta especie puede no significar nada diferente del ruido de fondo ambiental.

5 EL MANEJO COGNITIVO DE LA COMUNICACIÓN

A final de la década de los sesentas, con el resurgimiento del interés en la psicología cognitiva, el avance de la inteligencia artificial y la disponibilidad cada vez mayor de computadoras para uso personal, un número de psicólogos y antropólogos se animaron a estudiar las capacidades de los póngidos, en particular los chimpancés comunes, para aprender lenguajes humanos no verbales, como el utilizado por los sordomudos o por medio de una simbología particular. Duane Rumbaugh (comunicación personal) explica que el

interés inicial no era enseñar a los chimpancés a hablar, con la idea
de considerar a los simios un tipo particular de oligofrénicos, sino
de utilizar un organismo del cual se tenían evidencias para considerarlos inteligentes y probablemente fueran capaces de aprender
lenguajes simbólicos. En particular, se trataba de estudiar si era
posible pensar sin lenguaje. No voy a extenderme en explicaciones
acerca de los póngidos "parlantes", de los cuales se ha escrito mucho. En la actualidad se sabe que chimpancés y gorilas son capaces
de aprender a utilizar y comprender lenguajes simbólicos, construir
oraciones, tomar iniciativas de comunicación con sus entrenadores
e incluso de inventar conceptos a partir del razonamiento analógico
(Garfield, 1985a). Si embargo, estos descubrimientos han sido objeto de fuertes críticas metodológicas. En particular, lo principal
es que los póngidos no aprenden el lenguaje de la manera como
lo hacemos los humanos, quienes poseemos de manera innata las
estructuras anatómicas y fisiológicas para desarrollar la sintaxis y
semántica particulares al lenguaje; lo cual implica la posibilidad
de que los póngidos no aprenden a usar el lenguaje, sino simplemente aprender a responder a los requerimientos del entrenador
(Garfield, 1985b). A pesar de las críticas metodológicas, estos estudios contribuyeron con importantes hallazgos en lo referente a
las capacidades intelectuales de los grandes simios.

En vista de las limitantes metodológicas de los estudios anteriores, es posible concluir que, pese a las impresionantes habilidades cognitivas de los primates no-humanos, demostradas en los
anteriores experimentos, es obvio que el aprendizaje de lenguajes
simbólicos humanos no tiene relevancia funcional en los *hábitats*
y tipos se organización social en los cuales viven estos animales.
Lo cual lleva a preguntar: ¿qué quieren preguntar los primates no-
humanos entre sí? ¿por qué la selección no favoreció la aparición de
lenguajes en especies relacionadas con el hombre?, ¿existen otras
formas de pensamiento y lenguaje distintas a las de los humanos,
que contengan las funciones básicas para considerarlos inteligentes?

Por otro lado, los etólogos interesados en primates encontra-
ban que la conducta social de estos animales no encajaba adecuadamente dentro de las tesis etológicas y sociobiológicas, lo que
ocasionó que los primates no–humanos fueran un orden poco estudiado en el desarrollo de la biología conductual. La perspectiva
cambió cuando, de manera independiente, Chance y Mead (1953),
Jolly (1966), Humprey (1976) y Milton (1988) sugieren que el de-

sarrollo de capacidades intelectuales fue producto de la evolución de los primates, para adaptarse a la complejidad de la vida social que llevan o poder aprender a manejar las búsquedas de comida, de manera que la explotación del *hábitat* se maximice. De ahí se concluyó que la plasticidad conductual era una de las característi-cas más importantes de los primates y que las manifestaciones de inteligencia deberían buscarse en la vida cotidiana de los animales, y no por medio de experimentos antropomórficos.

En 1967 Struhsaker, reporta que los monos verdes (*Cercopi-thecus aethiops*) usan tres llamadas de alarma distintas ante la presencia de tres predadores distintos: leopardos, águilas y ser-pientes, y que ante cada uno de estos chillidos, los escuchas res-ponden con diferentes conductas. Ante el grito de "leopardo" los monos subían a esconderse en los árboles cercanos; ante el grito de "águila" los animales miraban al aire y se escondían bajo los arbus-tos; finalmente, ante el grito de "serpiente" los verdes se erguían en dos patas y buscaban en el suelo a su alrededor. Posterior-mente, Seyfarth, Cheney y Marler (1980) utilizando grabaciones magnetofónicas de los gritos de alarma demuestran que al repro-ducirlas los monos verdes respondían con los comportamientos des-critos arriba, en ausencia del estímulo visual. Asimismo, variar la longitud o la amplitud de las señales no tenía efectos significa-tivos sobre la respuesta, lo cual demostraba que las condiciones de la señal necesarias y suficientes para evocar la respuesta eran las diferentes características acústicas de las señales mismas. Estos fueron los primeros experimentos llevados a cabo en el campo que mostraron las capacidades semánticas de tres señales, funcional-mente iguales —gritos de alarma— pero que denominan tres obje-tos distintos. Maurus y col. (1985) analizando únicamente los com-ponentes estructurales de dos tipos de señales de los monos ardilla (*Saimiri sciureus*), encuentran que las vocalizaciones de uno in-fluyen sobre las vocalizaciones del otro, de manera tal que semejan un diálogo. A su vez las secuencias de emisión y respuesta de las vocalizaciones se ven influidas por características individuales de los sujetos experimentales, tales como el sexo o el tipo de relación que mantienen los monos.

En un principio se consideró que este tipo de señales eran sim-ples manifestaciones emocionales que los receptores aprendían a relacionar con la probabilidad de ocurrencia de un cierto evento: la aparición de un predador o ser objetos de ataque por parte del emisor. No obstante, conforme crece la evidencia de que, cuando menos, aves y mamíferos muestran habilidades cognitivas, se fortalece la idea de que existe una "intencionalidad" de comunicar algo. Experimentos recientes apoyan esta hipótesis, al menos para el orden de los primates. Stammbach y Kummer (1982) han mostrado que el aseo social entre dos papiones hembra, una dominante y una subordinada, es escaso, desinteresado e incluso se revierte (la hembra dominante asea a la subordinada) cuando carecen de audiencia. Concluyen que tras el aseo social se halla la intención de comunicar al resto del grupo algo respecto a la relación que la diada mantiene: una relación "amistosa" y una posible alianza en contra de terceros si la hembra subordinada asea a la dominante; una relación "mala" si la dominante evita ser aseada por la subordinada; una relación "protectora" si la dominante asea a la subordinada. Esto se corrobora con la disposición y presteza con que una hembra acude en ayuda de la otra, cuando esta última se ve involucrada en un conflicto. La evidencia sobre la "intención de comunicar" algo, se ha visto reforzada con las referencias anecdóticas respecto al "engaño táctico" antes mencionado. Dennet (1988) ha propuesto la clasificación de los tipos de instancia de intencionalidad que puede mostrar una especie, de modo que permita hacer modelos formales sobre la cognición de los animales no-humanos, así como que tambien permita hacer una clasificación taxonómica del alcance cognitivo de las diferentes especies.

En la actualidad los estudios relacionados con el manejo cognitivo del comportamiento en animales no–humanos, es apenas incipiente. Los residuos del conductismo, la carencia de métodos idóneos para estudiar la mente de los animales, la falta de conceptos que expliquen gran parte del comportamiento complejo de los animales y el divorcio nefasto que existe entre los estudios ontogénicos y los evolutivos, han sido factores que retrasan el desarrollo de la etología cognitiva.

REFERENCIAS

Albone, E.S. *Mammalian Semiochemistry*. John Wiley & Sons Ltd., Chichester, 1984.

Byrne, R.W. y Whiten, A. "Tactical Deception of Familiar Individual in Baboons." En: *Machiavellian Intelligence* (Byrne, R.W. y Whiten, A., eds.), Clarendon Press, Oxford, pp. 205-223, 1988.

Chance, M.R. y Mead, A.P. Social Behaviour and Primate Evolution. *Symposia of the Society for Experimental Biology*. 7: 395-439, 1953.

Darwin, C. *The Expression of the Emotions in Man and Animals*. Appleton, Londres, 1872.

Dawkins, R. y Krebs, J.R. "Animal Signs: Information or Manipulation?" En: *Behavioural Ecology: An Evolutionary Approach* (Krebs, J.R. y Dawkins, R., eds.), Blackwell, Oxford, pp. 282-314, 1978.

Dennett, D.C. "The Intentional Stance in Theory and Practice." En: *Machiavellian intelligence* (Byrne, R.W. y Whiten, A., eds.), Clarendon Press, Oxford, pp. 180-202, 1988.

Garfield, E. When the Apes Speak, Linguistics Listen. Part 1. The Ape Language Studies, *Current contents/Social and Behavioural Issues*, 31: 3-11, 1985a.

Green, S. y Marler, P. "The Analysis of Animal Communication." En: *Handbook of Behavioral Neurobiology*, vol. 3, Social Behavior and Communication (Marler, P. y Vanderbergh, J.G., eds.). Plenum Press, Nueva York, pp. 73-158, 1979.

Griffin, D.R. Prospects for a Cognitive Ethology. *The Behavioral and Brain Sciences*, 1: 527-538, 1978.

Hailman, J. Ethology, Zoosemiotic and Sociobiology. *American Zoologist*, 25: 695-705, 1985.

Halliday, T.R. y Slater, P.J.B. "Introduction." En: *Animal Behaviour: vol. 2, Communication* (Halliday, T.R. y Slater, P.J.B., eds.). Blackwell Scientific Publications, Oxford, pp. 1- 8, 1983.

Hayes, K.J. y Hayes, C. The Intellectual Development of a Home-Raised Chimpanzee. *Proceedings of the American Philosophical Society*, 95: 105-109, 1951.

Hinde, R.A. Animal Signs: Ethological and Game-Theory Approaches are not Incompatible. *Animal Behaviour*, 29: 535-542, 1981.

Hinde, R.A. Was 'The Expression of the Emotions' a Misleading Phrase? *Animal Behaviour*, 33: 985-992, 1985.

Humprey, N.K. "The Social Function of Intellect." En: *Growing Points in Ethology* (Bateson, P.P.G. y Hinde, R.A., eds.). Cambridge Press University, Cambridge, Cambridge, pp. 303-317, 1976.

Jolly, A. Lemur Social Behaviour and Primate Intelligence. *Science*, 153: 501-506, 1966.

Köhler, W. *The Mentality of Apes*. Harcourt, Brace, Nueva York, 1926.

Marler, P. Animal Communication Signals. *Science*, 157: 769-774, 1967.

Milton, K. "Foraging Behaviour and the Evolution of Primate Intelligence." En: *Machiavellian intelligence* (Byrne, R.W. y Whiten, A., eds.), Clarendon Press, Oxford, pp. 285-305, 1988.

Maururs, M., Kuehlmorgen, B., Wiesner, E., Barclay, D. y Streit, K.M. 'Dialogues' between Squirrel Monkeys. *Language and Communication*, 5: 185-191, 1985.

Nelson, B. *The Gannet*. T. & A.D. Poyser, Berkhamstead, 1979.

Sebeok, T.A. "Goals and Limitations of the Study of Animal Communication." En: *Animal Communication* (Sebeok, T.A., ed.), Indiana University Press, Bloomington, pp. 3-14, 1968.

Simon, H.A. y Kaplan, C.A. "Foundations of Cognitive Science." En: *Foundations of Cognitive Science* (Posner, M., ed.), The MIT press, Cambridge, Massachusetts, pp. 1-47, 1989.

Smith, W.J. *The behavior of Communicating*. Harvard University Press, Cambridge, Massachusetts, 1977.

Slater, P.J.B. "The Study of Communication. 1983." En: *Animal Behaviour: vol. 2, Communication* (Halliday, T.R.y Slater.

P.J.B., eds.). Blackwell Scientific Publications, Oxford, pp. 9-42, 1983.

Stammbach, E. y Kummer, H. Individual Contributions to a Dyadic Interaction: An Analysis of Baboon Grooming. *Animal Behaviour*, 30: 964-971, 1982.

Struhsaker, T.T. "Auditory Communication in Vervet Monkeys." En: *Social Communication among Primates* (Altmann, S.A., ed.), University of Chicago Press, Chicago, pp. 281-324, 1967.

Wundt, W. *Outlines of Psychology*, W. Engelmann, Nueva York, 1987.

5 LA EVOLUCIÓN CULTURAL EN ANIMALES

JAVIER NIETO Y. ROSALVA CABRERA

1 INTRODUCCIÓN

En la década pasada se ha acumulado gran cantidad de evidencia de campo y de laboratorio que muestra que los animales pueden adquirir patrones nuevos de comportamiento como resultado de su interacción con otros individuos de la misma especie (Davis, 1973; Roper, 1986; Lefevbre y Palameta, 1988). Estos patrones de comportamiento parecen iniciarse focalmente, con uno o pocos sujetos innovativos, y posteriormente se difunden al resto de la población particular dando lugar a lo que se ha dado en llamar tradiciones culturales (Mainardi, 1981). El estudio de este fenómeno ha atraído gran atención porque parece indicar que los animales, de forma parecida a los humanos, pueden aprender mediante la observación de un modelo que un acto está asociado a un evento, causa alguna consecuencia o procura una meta.

Uno de los aspectos más interesantes del surgimiento de las tradiciones culturales en animales es el que muestra la acumulación progresiva de habilidades adquiridas para la solución de problemas a lo largo de generaciones. Estos procesos de adquisición y difusión se asemejan rudimentariamente a una de las características singulares de las sociedades humanas: la acumulación progresiva de conocimientos y tecnologías para la explotación del medio ambiente; es en ese sentido restringido en el que hablaremos de tradiciones culturales y cultura animal. Entre los estudios del comportamiento animal ha sido común suponer que las diferencias locales intraespecies, las tradiciones culturales, son efectivamente "tradiciones aprendidas" que se difunden y perpetúan mediante mecanismos de aprendizaje mediados socialmente. Sin embargo, las "tradiciones culturales animales" podrían ser ejemplos de polimorfismos genéticos, o ser resultado de diferencias ecológicas que demandan respuestas diferentes en grupos distintos (Roper, 1986). Por ejemplo, es posible que las particularidades observadas para la obtención de alimento simplemente reflejen la disponibilidad diferencial de un tipo de alimento en cierto ambiente particular; este hecho haría que existiera convergencia de estilos alimenticios, aunque no permitiría discriminar si fueron adquiridos individualmente o mediante la interacción social.

La información existente hasta el momento permite sugerir que en realidad los grupos animales forman tradiciones y que éstas se transmiten de una generación a otra de manera similar a como ocurre en los grupos humanos. Ahora bien, es evidente que la cultura humana es sumamente compleja, pues la conforman además instituciones sociales, religiosas, etc. y que ninguna agrupación animal ha alcanzado tal desarrollo simbólico, es decir, ninguna especie animal se ha distanciado tanto de las demandas directas y elementales del medio como lo han hecho los humanos. Al respecto, Lumsden y Wilson (1981) especulan que una cultura de la complejidad de la humana es rara porque los homínidos tuvieron la "buena suerte cósmica" de cruzar un umbral evolutivo muy difícil de atravesar. Por consiguiente, el entender con precisión los mecanismos de aprendizaje involucrados en el desarrollo de la cultura animal tiene implicaciones psicológicas y evolutivas muy importantes.

Lo que se presenta inicialmente son algunos ejemplos que evidencian el surgimiento de estas tradiciones culturales de manera natural, es decir, sin el entrenamiento explícito por parte de algún experimentador. Posteriormente presentaremos algunos datos que hemos obtenido en nuestro laboratorio al investigar los diferentes mecanismos que intervienen en el aprendizaje mediado socialmente.

2 TRADICIONES CULTURALES NATURALES

Existe una gran cantidad de reportes en los que se han descrito casos que muestran la existencia de tradiciones alimenticias en grupos animales. Estos patrones parecen haber aparecido de manera natural y se perpetúan de generación en generación, sin que sean patrones de comportamiento determinados genéticamente, sino que más bien sugieren la acumulación de habilidades y conocimientos adquiridos mediante el aprendizaje.

Uno de los ejemplos más conocidos de tradiciones culturales animales es el uso de herramientas por chimpancés. Algunos grupos de chimpancés que viven en Africa occidental han aprendido a usar ramas o piedras para romper las cáscaras de las nueces para comérselas, mientras que las tropas que viven en otras áreas las golpean en los troncos de los árboles. Van Lawick-Goodall (1973) ha descrito casos de chimpancés que usan ramitas y hojas de pasto que introducen a los hoyos de las termiteras para hacer que estos insectos se suban a ellas y luego los retiran cuidadosamente para comérselos.

Por otro lado, Kawai (1965) ha descrito otro caso de tradiciones alimenticias en un grupo de macacos que habitan en la isla Koshima en el Japón. Estos animales eran visitados regularmente por primatólogos quienes les dejaban papas en las playas de las islas; los macacos se acercaban a las papas y les quitaban la arena que se les habia pegado frotándolas con las manos antes de comérselas. Kawai describe que en alguna ocasión una hembra de aproximadamente un año y medio tomó una papa y en vez de frotarla de la manera habitual, la lavó en un arroyo cercano antes de comérsela; diez años después casi todos los macacos jóvenes habían adquirido la costumbre de lavar las papas. Además, los macacos juveniles durante ese periodo incorporaron a su dieta algas y crustáceos que recolectaban en sus exploraciones por las playas, y aprendieron a separar el arroz de la arena mediante el método de la flotación.

Otro ejemplo de tradiciones alimenticias en aves fué reportado por Fisher y Hinde (1949). Estos biólogos británicos relatan cómo a partir del reporte de un ornitólogo aficionado quien observó en 1921 a un pájaro romper las tapas de parafina de botellas de leche para comer la crema, descubrieron que ese patrón alimenticio se había extendido al área del Gran Londres y otras pobaciones de sur de Inglaterra en aproximadamente 30 años (figura 1).

La lista de las especies que parecen aprender de sus congéneres es muy amplia e incluye mamíferos acuáticos y terrestres, aves, peces y aún reptiles. La Tabla 1 muestra otros casos que se han reportado indicando la ocurrencia de aprendizaje mediado socialmente (para una revisión más completa véase a Lefevbre y Palameta, 1988). La gran mayoría de estos reportes no son más que descripciones de patrones de comportamiento que son compartidos por poblaciones locales, que pueden haberse difundido gradualmente en el grupo. Sin embargo, es claro que por la misma naturaleza del fenómeno,

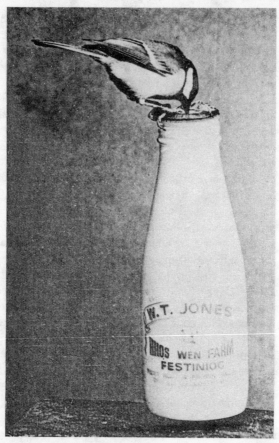

FIGURA 1. Los pájaros de un sector de Londres que aprendieron a obtener la crema de los frascos de leche que eran repartidos en las mañanas. Este aprendizaje se difundió en toda la especie de aves del sector en diez años (foto tomada de la colección Salvat *Temas Clave*. El Comportamiento Animal).

los investigadores de campo tienen muy pocas oportunidades de observar la totalidad del fenómeno e identificar los factores más proximales que favorecen su ocurrencia. En este sentido la necesidad de realizar estudios de laboratorio es incuestionable, ya que permiten el análisis de las variables relevantes y porque pueden ser vistos como complementarios con los estudios de campo.

TABLA 1. Ocurrencia de aprendizaje mediado socialmente.

Especie	Patrón conductual	Referencia
1. Rata Noruega	Bucear y pescar moluscos	Gandolfi y Parisi (1973)
2. Halcón peregrino	Caza de murciélagos	Stager (1941)
3. Delfín	Manipular un raspador para desprender algas de tanques	Tayler y Saayman (1973)
4. Lagartija azul de iguana	Comer un alimento novedoso previamente rechazado	Greenberg (1976)

1. Ethological aspects of predation by rats. *Bolletino di Zoolofia*, 40, 69-74.
2. A group of bat-eating duck hawks. *Condor*, 43, 137-139.
3. Imitative behaviour by Indian ocean bottlenose dolphins in captivity. *Behaviour*, 44, 286-298.
4. Observations of social feeding in lizards. *Herpetologica*, 32, 348-352.

3 ESTUDIOS EXPERIMENTALES DEL APRENDIZAJE SOCIAL

El interés por la evolución cultural en animales surge con un efecto colateral, aunque muy importante, de las discusiones sobre la evolución encabezadas por Darwin a finales del siglo. Si bien es cierto que Darwin atendió primero a la evolución de las estructuras corporales en *The Origin of Species*, su interés por las funciones que dichas estructuras cumplían también fué muy grande y sus ideas fueron publicadas en *The Descent of Man and Selection in Relation to Sex* (1871) y en *The Expression of Emotion in Man and Animal* (1872); es decir, el comportamiento como expresión de estructuras debía haber evolucionado de manera paralela y en particular las funciones del cerebro (las llamadas facultades mentales: memoria, emoción, inteligencia, etc.) debieron haber cambiado a lo largo de la historia evolutiva de una especie. Esta idea acarreó muchas consecuencias, como fueron en primer lugar el atraer la atención al estudio del comportamiento animal y el surgimiento de nuevas áreas de interés científico como la psicología comparada y posteriormente la etología. Durante esa época varios autores contribuyeron a las discusiones, entre ellos habría que mencionar a George Romanes y la publicación del libro *Animal Intelligence* (1882). Romanes vió que su tarea era clarificar y ordenar la abundante y confusa evidencia sobre el comportamiento animal, y posteriormente deducir los principios generales de una teoría de la evolución mental. Habría que señalar empero que el método empleado por Romanes fué la clasificación sistemática de la evidencia anecdótica, opiniones de personas de "indudable honorabilidad" quienes le informaban sobre hechos observados ya fuera de primera mano o por terceras personas igualmente honorables (ver Boakes, 1984). Sin embargo, es hasta la década de 1940, con la publicación del libro *Social Learning and Imitation* por Miller y Dollard (1941) cuando el aprendizaje mediado socialmente recibe un tratamiento teórico y experimental que responde más a los requisitos científicos de verificabilidad, reproducibilidad y objetividad.

Miller y Dollard (1941) proponen que la conducta de un individuo, llamado demostrador o modelo, determina la conducta de un segundo individuo, llamado observador o aprendíz, dependiendo de las consecuencias con las cuales se asocie la conducta del modelo. Además, tal control puede establecerse por la simple exposición del observador a las contigencias vigentes para la conducta del modelo, de tal manera que el observador puede producir los mismos actos (las mismas características de forma, duración, etc) que un modelo si las consecuencias para éste han sido favorables.

A partir del trabajo de Miller y Dollard y del desarrollo de la tradición etológica, se realizó un gran número de estudios de laboratorio en los cuales el interés fundamental fue evaluar algunas condiciones bajo las cuales el aprendizaje mediado socialmente era viable. La década pasada vió surgir el interés por describir las características poblacionales del aprendizaje mediado socialmente; diversos estudios han analizado la velocidad con la cual un acto particular se difunde entre los miembros de una población animal y han intentado identificar las características ambientales que facilitan dicha difusión. Así surgieron varios modelos matemáticos de difusión cultural en grupos animales (Mundinger, 1980; Cavalli-Sforza y Feldman, 1981; Fagen, 1981; Lumsden y Wilson, 1981; Pulliam, 1983; Boyd y Richerson, 1985). A nivel experimental o cuasi-experimental algunos autores han intentado analizar la dinámica de la difusión cultural en animales (véase a Lefebvre, 1986).

4   FACTORES ASOCIATIVOS Y APRENDIZAJE OBSERVACIONAL

Se ha mencionado que a pesar de que no se desea negar la utilidad e interés de los estudios de campo, resulta claro que el poder analítico de la investigación experimental es necesaria para identificar de manera precisa los procesos que dan origen a la evolución cultural en animales. Una vertiente de investigación la constituyen los estudios poblacionales de difusión de patrones de comportamiento, y la otra los estudios de los mecanismos de aprendizaje involucrados en esos procesos.

Aquí haremos referencia a esta segunda corriente de investigación. Varios investigadores han mostrado la ocurrencia de la transmisión social de patrones conductuales en varias especies animales (véanse las revisiones de Davis, 1973; Nieto, Cabrera, Guerra y Posadas-Andrews, 1987). El procedimiento básico consiste en que animales observadores que han visto a un demostrador entrenado para realizar una tarea, aprenden más rápidamente esta tarea que los observadores que no han tenido esa experiencia. Sin embargo, mayor rapidez en aprender no demuestra necesariamente que los observadores han aprendido por observación la asociación entre la conducta del modelo y sus consecuencias. La presencia del modelo respondiendo o la presencia de alimento en la situación podrían evocar una respuesta ya existente en el repertorio del observador. Estos casos de aprendizaje no asociativo son conocidos como mecanismos de "facilitación social" y "realce local" (Thorpe, 1963).

El mostrar que el aprendizaje por observación es una forma de aprendizaje asociativo requiere mostrar que, a) las condiciones que determinan su ocurrencia son semejantes a otras formas más comunes de aprendizaje, b) que se le puede distinguir de los procesos no asociativos de aprendizaje, y c) lo que se aprende no es una morfología de respuesta sino mas bien la relación entre un acto y un resultado.

Entre los factores más importantes en el aprendizaje asociativo se puede mencionar la necesidad de que exista una relación causal entre el evento consecuente y el antecedente. Esta condición puede resumirse de la siguiente manera:

$$\text{Aprendizaje} = p(C/A) > p(C/\text{No } A),$$

donde el aprendizaje ocurre cuando la probabilidad (p) de la presentación de la consecuencia (C) es mayor si ha ocurrido el evento antecedente (A) que si este no ha ocurrido (No A). Manipulando el valor de p se pueden establecer correlaciones perfectas en las que la consecuencia ocurre si y sólo si ha ocurrido el antecedente, hasta correlaciones en las cuales la probabilidad de ocurrencia de la consecuencia sea la misma haya o no ocurrido el antecedente. Existe abundante evidencia que el aprendizaje es mayor conforme la probabilidad de ocurrencia de la consecuencia, dado, el evento antecedente se aproxima a 1.0 (véase Mackintosh, 1983).

Además, Kamin (1968) ha mostrado que la condición descrita es necesaria pero no suficiente, ya que si dos eventos antecedentes se presentan simultánea e igualmente correlacionados con una misma consecuencia, aquel que: a) mejor prediga la ocurrencia de la consecuencia bloqueará el condicionamiento del otro, y b) el más intenso ensombrecerá al otro evento antecedente. La importancia teórica de estos dos fenómenos es tan grande que los cuatro modelos generales del aprendizaje, que se han generado recientemente giran alrededor de su entendimiento (Rescorla y Wagner, 1972; Mackintosh, 1975; Wagner, 1976; Pearce y Hall, 1980).

Algunos estudios recientes han empezado a evaluar la contribución de factores asociativos en el aprendizaje por observación. Sherry y Galef (1984) han mostrado que grupos de *Parus atricapillus* expuestos a demostraciones de modelos perforando la tapa de botellas para comer las semillas que contenían, aprendieron a hacer lo mismo tan rápido como los pájaros que fueron expuestos a las botellas abiertas. Es decir, que el efecto del modelamiento pareció no ser muy importante. Por otra parte, Palameta & Lefebvre (1985) han mostrado que palomas observadoras expuestas a demostraciones de un modelo perforando la cubierta de papel de una caja con alimento, aprendieron esa tarea más rápidamente que dos grupos controles que solamente veían al modelo comer sin romper el papel o picar el papel sin comer. Ambos estudios adolecen de no haber incluído el grupo control apropiado para efectos asociativos. Rescorla (1967) sugirió que el grupo control apropiado es uno en el cual la probabilidad de ocurrencia de la comida es igual cuando el animal ha picado que cuando no lo ha hecho; es decir, cuando ambos eventos no están causalmente relacionados (véase a Mackintosh, 1983 para una revisión más reciente).

En nuestro laboratorio, hemos realizado una serie de experimentos tendientes a evaluar la contribución de factores asociativos en situaciones de aprendizaje observacional. La preparación experimental básica ha consistido en exponer a palomas observadoras a ensayos consecutivos de modelamiento, en los cuales tienen oportunidad de ver a un modelo ejecutar un acto que puede ser seguido por una consecuencia; en estos experimentos el acto ha sido picotazos o jalar una cadena, y la consecuencia, la presentacion u omisión de granos de mijo. Posteriormente los observadores son expuestos individualmente a una prueba en la que deben ejecutar el acto observado para recibir alimento. Los resultados fueron analizados con pruebas estadísticas como el análisis de varianza (Anova) y cuando los efectos de las variables principales fueron significativos, se realizaron análisis post–hoc mediante la prueba LSD de Fisher para identificar el *locus* del efecto. En todos los casos la probabilidad para rechazar la hipótesis nula fue de 0.05. Por cuestiones de claridad, los resultados específicos de cada prueba se omiten en esta presentación.

En un primer experimento un grupo de palomas fué expuesto a demostraciones en las que el modelo picando un pedazo de madera pegado a un tapón de hule abría un tubo invertido que contenía alimento (Grupo Correlacionado), mientras que otro grupo (Aleatorio) fue expuesto a demostraciones en las que abrir el tubo producía alimento en algunas ocasiones pero no en otras, y en algunas otras ocasiones más se presentaba el alimento sin que el modelo respondiera. El propósito de estas demostraciones fue en el primer grupo indicarle a la paloma observadora que los actos del modelo causaban la presentación del alimento, y en el segundo grupo la presentación del alimento era independiente de los actos del modelo. Se agregó un tercer grupo (alimento solo) de observadores quienes nunca vieron al modelo picar la madera, sino unicamente ingerir el alimento.

En el grupo correlacionado, 8 de las palomas observadoras aprendieron la respuesta de abrir el tubo, mientras que sólo 4 sujetos del grupo aleatorio y 2 del grupo alimento solo lo hicieron. Por otra parte, el número promedio de ensayos requerido para emitir la primera respuesta fué 1.3, 7.5 y 10.2 ensayos para los observadores de los grupos correlacionado, aleatorio y alimento solo, respectivamente. La Figura 2 muestra que el porcentaje promedio de ensayos con al menos una respuesta fue 52.2, 22.7 y 11.4% de ensayos para

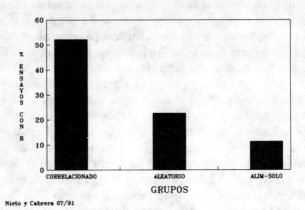

APRENDIZAJE POR OBSERVACION
Correlación

Nieto y Cabrera 07/91

FIGURA 2.

los mismos grupos. Con ambas medidas el grupo correlacionado fué significativamente superior en su aprendizaje que los otros dos grupos, quienes no difirieron entre ellos.

Estos resultados demuestran que la exposición de los observadores a una relación causal entre picar y la presentación de alimento en el modelo facilita el aprendizaje por observación, mientras que la exposición de los observadores a presentaciones aleatorias de picar–alimento, o bien solamente al alimento, no son suficientes para que el aprendizaje por observación tenga lugar. Es por tanto posible suponer que los observadores del grupo correlacionado aprendieron que el acto de picar del modelo causa la presentación del alimento, en tanto que los observadores de los otros grupos probablemente aprendieron que esos eventos no están relacionados.

En un segundo experimento se evaluó si el aprendizaje por observación en palomas puede ser bloqueado por un mejor predictor del alimento. Como se mencionó anteriormente, Kamin (1968) demostró que a pesar de que dos estímulos ocurran simultáneamente y estén igualmente correlacionados con la presentación de la consecuencia, aquel que prediga con mayor certeza la ocurrencia de la consecuencia impedirá el condicionamiento del otro estímulo. La manera en que Kamin convirtió a uno de los estímulos en el mejor

Grupos	Preentrenamiento	Entrenamiento	Prueba
Bloqueo	T-Comida	T+L-comida	L
Control	—	T+L-comida	L

predictor fue mediante su preentrenamiento; es decir, si se agrega un estímulo novedoso a uno preentrenado, el animal podrá predecir la ocurrencia del alimento a partir del estímulo preentrenado. A continuación se describe esquemáticamente el procedimiento empleado por Kamin (1968). Donde el grupo bloqueo recibe inicialmente pareamientos de un tono con comida, y en una segunda fase el tono (T) y una luz (L) novedosa se presentan simultáneamente y son seguidas de comida. El grupo control (o ensombrecimiento) no recibe ningún preentrenamiento sino únicamente la presentación simultánea de la luz y el tono apareados con la comida. En el presente experimento se desea evaluar si el preentrenamiento de las palomas observadoras con la asociación tono–comida, sería capaz de bloquear el aprendizaje por observación que podía ocurrir en la fase de modelamiento.

Antes de iniciar el experimento una paloma fué elegida como demostrador y se le entrenó a picar la tecla de una cámara de condicionamiento que tenía dos compartimentos, la tecla se iluminaba durante 8 seg. y el alimento se presentaba inmediatamente después del veinteavo picotazo. Las 24 palomas restantes fueron asignadas a tres grupos, y todas fueron entrenadas a comer del comedero.

El experimento propiamente dicho se realizó de la siguiente manera: En la primera fase que involucró exclusivamente a los observadores del grupo bloqueo, se les expuso a cuatro sesiones de 20 ensayos cada una, cada ensayo consistió en la presentación de un tono durante 8 seg. que era seguido por la presentación de alimento.

Durante la fase de modelamiento el modelo se colocó en un compartimiento de la cámara y el observador en el otro. La sesión de modelamiento tenía 20 ensayos: cada uno de estos ensayos consistía en la iluminación de la tecla y el modelo tenía que picar la tecla 20 veces para activar el comedero. Los grupos Bloqueo y Ensombrecimiento recibieron el siguiente tratamiento: cada observador fué expuesto al modelo picando la tecla iluminada en compuesto con el tono. Para el grupo modelo solo el tono se omitió.

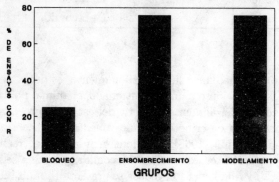

APRENDIZAJE POR OBSERVACION
Bloqueo

Nieto y Cabrera 07/91

FIGURA 3.

La tercera y última fase dió inicio inmediatamente después de concluido el último ensayo de demostración y en ella los observadores fueron expuestos a ensayos en los cuales se presentó únicamente la tecla iluminada. La siguiente figura muestra que el porcentaje de palomas observadoras que picaron la tecla por lo menos una vez durante la prueba fue significativamente menor en el grupo bloqueo que en los dos grupos restantes.

La Figura 3 muestra el porcentaje promedio de ensayos con una respuesta en cada grupo. Se puede ver que el grupo bloqueo respondió en un número significativamente menor de ensayos que el grupo ensombrecimiento y modelo solo. Dos aspectos de estos resultados merecen atención: primero, los resultados del grupo modelo solo confirman los resultados obtenidos con el grupo correlacionado del experimento anterior; segundo, que este aprendizaje puede ser bloqueado mediante el preentrenamiento del tono, el preentrenamiento aparentemente hizo del tono un mejor predictor de la presentación del alimento que los actos del modelo.

Estas dos demostraciones sugieren a nuestro juicio, que los mismos procesos asociativos participan en el aprendizaje por observación y el condicionamiento pavloviano e instrumental. Esto es, que las palomas observadoras atienden las relaciones acto-resultado establecidas durante la fase de demostración. Sin embargo es aun posible que nuestras hambrientas palomas no fueran sensibles a las consecuencias de los actos del modelo, sino que más bien y de manera automática o refleja estuvieran reaccionando a una situación al estar asociada con la presentación de alimento. Por consiguiente, decidimos realizar otro experimento cuyo propósito central fue demostrar que lo que aprenden las palomas observadoras es la función del acto del modelo; es decir, que asocian un acto con cierto resultado. Si esto fuera así debiéramos ser capaces de mostrar que una paloma que ha observado a un modelo producir alimento picando un pedazo de madera sería capaz de usar otro acto para producir el mismo resultado.

En este experimento una paloma fue elegida y entrenada para ser el modelo, y 27 palomas fueron asignadas a tres grupos iguales. El modelo fué entrenado para abrir el tubo que contenía el alimento de la manera usual; es decir, picando la madera pegada al tapón o, alternativamente, podía abrir el tubo jalando una argolla metálica que pendía del tapón. El experimento se realizó en dos fases.

Durante la primera fase los observadores recibieron demostraciones del acto y su resultado. Los observadores del grupo picar-correlacionado recibieron 20 ensayos en los cuales se presentaba el tubo sellado con el tapón con la madera, en cada ensayo observaba cómo el modelo recibía alimento después de picar la madera. Los observadores del grupo jalar-correlacionado recibieron el mismo tratamiento que el grupo anterior solo que veían al modelo que cada vez que jalaba la argolla recibía alimento. El tercer grupo (picar-azar) sirvió como control de los efectos asociativos, los observadores de este grupo vieron que el modelo picaba la madera y a veces recibía alimento, en otras ocasiones vieron que el alimento se presentaba sin que el modelo picara.

La fase de prueba fue idéntica para todos los observadores. Esta consistió en la exposición individual a 30 ensayos en los cuales por primera vez los observadores podían picar o jalar el tapón para recibir alimento. En 15 ensayos se les presentaba la oportunidad de picar la madera para producir el alimento y en los otros 15 ensayos podían jalar la argolla para recibir alimento. El orden de presentación de las dos oportunidades de respuesta fue aleatoria.

Los resultados de este experimento por lo que toca al porcentaje de sujetos que respondieron mostraron que el 100% de los observadores del grupo picar-correlacionado picaron la madera y que

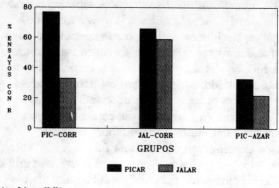

APRENDIZAJE POR OBSERVACION
Respuestas homo o heterogéneas

Nieto y Cabrera 07/91

FIGURA 4.

el 77% de esos mismos sujetos jalaron la argolla. De los observadores del grupo jalar–correlacionado el 77% picó la madera y el 60% jaló la argolla. De los observadores del grupo picar–azar tan solo el 33% de ellos picó o jaló. En la Figura 4 se puede observar el porcentaje medio de ensayos en que cada uno de estos actos se produjo para cada grupo. Los observadores del grupo picar–correlacionado picaron en el 77% de los ensayos y jalaron en el 33%, los observadores del grupo jalar–correlacionado jalaron en el 59% de los ensayos y picaron en el 66% de los ensayos; por último los observadores del grupo picar–azar picaron en el 33% de los ensayos y jalaron en el 22% de los ensayos Estos resultados muestran que los observadores pueden utilizar indistintamente cualquiera de los dos actos que se requerían en la prueba, lo cual indica que nuestras palomas no estan repitiendo de manera refleja un acto que observaron o un acto que es seleccionado exclusivamente por factores motivacionales como el hambre. Sin embargo, también es claro que existen indicios de que picar es el acto que se seleccionó por un mayor número de sujetos en un mayor número de ensayos. Esta afirmación se muestra por el índice de dominancia, que fue calculado dividiendo en número de ensayos en el que cada sujeto picó entre el total de ensayos en los que picó y jaló. El análisis de estos datos indicó que los grupos difirieron significativamente, y que el grupo picar–correlacionado difirió significativamente de los otros dos grupos.

Por consiguiente, los resultados de este último experimento dan algún apoyo a la idea de que las palomas en situaciones experimentales como las empleadas aquí atienden a los actos y a las consecuencias de esos actos. Esta afirmación se sustenta en el hecho de aun cuando las palomas que observaron a un modelo picar o jalar eligieron ejecutar el acto de picar con mayor frecuencia que jalar, el mero hecho de que hubieran jalado (o picado) cuando se modeló picar (o jalar) nos hace suponer que los animales no copian o imitan la topografía de la conducta.

5   Conclusiones

En esta presentación hemos tratado de demostrar que en los animales existen elementos rudimentarios de algo que puede denominarse cultura; es decir, que existen diversos niveles de complejidad en los cuales los miembros de una misma especie animal (o de otra especie) afectan el comportamiento de sus congéneres. Estos fenómenos de difusión se pueden lograr de manera indirecta, como por ejemplo, la familiarización mediante la presencia de residuos alimenticios en el pelambre de roedores o mediante el saboreamiento de la leche materna por el tipo de alimento que la madre ingiere durante la lactancia. Además existen otros casos en los cuales un animal aprende, mediante la observación de otro individuo, las consecuencias que determinados actos poseen. Esta forma de aprendizaje puede ser muy importante porque permite que los observadores adquieran conocimientos sobre la textura causal del medio de manera más rápida y segura que mediante su exposición directa a las demandas ambientales. Los estudios de laboratorio que hemos realizado han estado encaminados a mostrar que efectivamente los animales aprenden la función que un acto tiene; es decir, que aprenden cuál es la relación que ese acto guarda con los resultados experimentados. De esta manera, nuestros estudios permiten sugerir que en la transmisión cultural de los hábitos alimenticios están involucrados mecanismos de aprendizaje, y que son los mismos que los del aprendizaje asociativo. Esta idea se basa en las siguientes razones: primero, existe mayor rapidez y calidad de aprendizaje cuando el acto de un demostrador se correlaciona totalmente con la presentación del alimento, que cuando existe una correlación aleatoria entre ese acto y el alimento; segundo, los efectos de la asociación acto–consecuencia modelada por el demostrador se bloquea cuando otro evento ambiental predice la ocurrencia del mismo tipo de alimento; tercero, hemos demostrado que los observadores atienden a la relación existente entre el acto y sus consecuencias, lo cual les permite realizar actos diferentes a los modelados para procurar los mismos fines. En este sentido creemos que será posible demostrar que los animales poseen los rudimentos de lo que en la historia de la Psicología y Biología se ha dado en llamar inteligencia o razonamiento.

REFERENCIAS

Boakes, R.A. *From Darwin to Behaviorism. Psychology and the Mind of Animals.* Cambridge University Press. 1984.

Boyd, R. y Richerson, P.J. "An Evolutionary Model of Social Learning: The Effects of Spatial and Temporal Variation." En: T.R. Zentall y B.G. Galef Jr. (Eds.) *Social Learning: Psychological and Biological Perspectives.* Nueva Jersey: Erlbaum. 1988.

Cavalli-Sforza, L.L. y Feldman, M.W. *Cultural Transmission and Evolution: A Quantitative Approach.* Princeton: Princeton University Press. 1981.

Davis, J.M. Imitation: "A Review and Critique." En: P. P. G. Bateson y P.H. Klopfer (Eds.) *Perspectives in Ethology.* volumen 1. Nueva York: Plenum Press. 1973.

Darwin, C. *The Descent of Man and Selection in Relation to Sex.* Londres: Murray. 1871.

Darwin, C. *The Expression of the Emotions in Man and Animal.* Londres: John Murray. 1872.

Fagen, R.M. *Animal Play Behaviour.* Oxford: Oxford University Press. 1981.

Fisher, J. y Hinde, R.A. The Opening of Milk Bottles by Birds. *Brithish Birds, 42,* 347-357. 1949.

Kamin, L. J. "Attention-like Processes in Classical Conditioning." En: M.R. Jones (Ed) *Miami Symposium on the Prediction of Behavior: Aversive Stimulation.* Miami: University Miami Press. 1968.

Kawai, M. Newly Acquired Pre-cultural Behavior of the Natural Troop of Japanese Monkeys on Koshima Inlet. *Primates, 6,* 1-3. 1965.

Lefebvre, L. Cultural Difussion of a Novel Food Finding Behavior in Urban Pigeons: An Experimental Field Test. *Ethology, 71,* 295-303. 1986.

Lefebvre, L. y Palameta, B. "Mechanisms, Ecology, and Population Difussion of Socially-learned, Food Finding Behavior in Feral Pigeons." En: T.R. Zental y B. Galef Jr. (Eds) *Social Learning: Psychological and Biological Perspectives*. Nueva Jersey: Erlbaum. 1988.

Lumsden, L. J. y Wilson, E.D. *Genes, Mind and Culture: The Coevolutionary Process*. Cambridge: Harvard University Press. 1981.

Mackintosh, N.J. A Theory of Attention Variation in the Associability of Stimuli with Reinforcement. *Psychological Review*. *82*, 276-298. 1975.

Mackintosh, N.J. *Conditioning and Associative Learning*. Nueva York: Oxford University Press. 1983.

Mainardi, D. "Traditions and the Social Transmission of Behavior in Animals." En: S.W. Barlow y J. Silberbeg (Eds) *Sociobiology: Beyond Nature*. Colorado: 1981.

Miller, N.E. & Dollard, J. *Social Learning and Imitation*. New Haven: Yale University Press. 1941.

Mundinger, P. Animal Culture and a General Theory of cultural Evolution. *Ethology and Sociobiology*, 1, 183-223. 1980.

Nieto, J., Cabrera R., Guerra, J. y Posadas-Andrews, A. Tradiciones alimenticias: Difusión de estrategias alimenticias novedosas en grupos animales. *Revista Mexicana de Análisis de la Conducta, 13*. 105-125. 1987.

Palameta, B. y Lefebvre, L. The Social Transmission of a Food-finding Technique in Pigeons: What is Learned? *Animal Learning and Behavior, 33*, 892-896. 1985.

Pearce, J. M. y Hall, G. A Model, for Pavlovian Learning: Variations in the Effectiveness of Conditioned but no Unconditioned Stimuli. *Psychological Review, 86*, 532-552. 1980.

Pulliam, H.R. "On the Theory of Gene-culture Coevolution in a Variable Environment." En R.L.Mellgren (Ed): *Animal Cognition and Behavior*. Londres: Kegan. 1983.

Romanes, G. *Animal Intelligence*. Londres: Kegan, Paul & Trench. 1884.

Romanes, G. *Mental Evolution in Animals*. Nueva York: Appleton. 1882.

Rescorla, R.A. Pavlovian Conditioning and its Proper Control Procedures. *Psychological Review*, 74, 71-80. 1967.

Rescorla, R.A. y Wagner, A.R. "A Theory of Pavlovian Conditioning: Variations in the Effectiveness of Reinforcement." En: A.H. Black y W. F. Prokasy (Eds) *Classical conditioning II: Theory and Research*. Nueva York: Appleton Century Crofts. 1972.

Roper, T. J. Cultural Evolution of Feeding Behavior in Animals. *Science Progress, 70*, 571-583. 1986.

Sherry, D.F. y Galef, B.G. Jr. Cultural Transmission without Imitation: Milk Bottle Opening by Birds. *Animal Behaviour, 32*. 937-938. 1984.

Thorpe, W.H. *Learning and Instinct in Animals*. Cambridge: Harvard University Press. 1963.

Van Lawick-Goodall, J. "Cultural Elements in a Chimpanzee Community." En E.Menzel (Ed). *Precultural Primate Behavior*. Basel: Krager. 1973.

Wagner, A.R. "Expectancies and the Priming of STM." En: S.H. Hulse, H. Fowler, y W.K. Honig (Eds) *Cognitive Processes in Animal Behavior*. 1976.

José Luis Díaz. Voy a solicitarles a los ponentes que, antes de iniciar la discusión, y en orden de presentación, hagan un resumen de las proposiciones elaboradas en su trabajo. Procedo, así, con el resumen de mi escrito.

El comportamiento forma parte integral de la cognición al servir para las funciones de expresar, efectuar, adquirir y modular la información constituyéndose tanto en un intermediario entre el organismo y el medio, como en un ajustador de los estados internos. De esta manera la conciencia y la conducta son procesos estructurados que comparten propiedades y características similares, y al ocurrir en un organismo vivo se pueden conceptuar como un proceso correlativo que de alguna manera tiene como objeto al propio organismo y como objetivo su adaptación al medio ambiente. El trabajo expuesto, entonces, tuvo por objeto sustanciar estas proposiciones con base en el trabajo empírico en las ciencias del comportamiento y en argumentaciones de orden conceptual.

El inventario de categorías conductuales y la capacidad motriz crecen en paralelo con la encefalización y la condición ecológica de las especies. Consecuentemente, el simple conteo de frecuencias de aparición de conductas simples difiere entre diversos estados motivacionales, como se ha demostrado en varias ocasiones.

La unidad conductual y el movimiento, que constituyen nociones fundamentales en la conformación de la conducta, están dotadas de elementos informacionales de amplitud, duración y tono muscular; los movimientos son estructuras coherentes de acción muscular en referencia a una meta, la cual provee tanto dirección adaptativa como función de compensador. La meta de la acción implica un plan organizador constituido por su enunciado o la evaluación de circunstancias. El diseño del plan y el desarrollo de la acción se modifican plásticamente durante y después de la ejecución. Además, el movimiento está dirigido por la percepción, la representación del espacio, los programas sensitivo–motores y la configuración de la meta.

En la conducta se ejecutan intenciones y planes, las funciones de los movimientos musculares y, en consecuencia, lo que observamos no solo son estrictamente los movimientos, sino precisamente las acciones; es decir, las metas y las intenciones. Esto se pone de manifiesto por el hecho de que la misma acción puede ejecutarse con movimientos muy distintos. Sin embargo, es el análisis del movimiento mismo, lo que permitirá descomponer y reestructurar la función de las acciones y la intencionalidad del sujeto. Además de la propiedad informacional de sus elementos, el comportamiento tiene una estructuración espacio–temporal, que se ha llamado gramatical o melódica, la cual amplifica y organiza su campo cognitivo. Es así que la secuencia de la conducta tiene una configuración "lingüística", además de que las unidades o movimientos se presentan con ciertas amalgamas, en ciertos ritmos y están dotadas de un elemento cualitativo que expresa su valor emocional. Finalmente, la propia integración del comportamiento de comunicación va más allá del contenido y de las circunstancias de las señales, y los mensajes intercambiados tienen una estructura que implica la existencia de factores cognitivos de conciencia y de intencionalidad. Es así que la estructuración social de múltiples especies con sus conductas diferenciadas por roles y rangos, o las estrategias de ajuste de los individuos a largo plazo, permiten la adscripción de representaciones cognitivas de orden social a múltiples especies de animales.

Por esta razón, podemos afirmar que la conducta es un indicador patente de actividades cognitivas, afectivas y en general de conciencia, lo cual permite atribuir procesos mentales a organismos biológicos en relación a características específicas de su ejecución motora como son su repertorio, la textura espacio–temporal, cualidad, plasticidad y función comunicativa. La conducta forma, con la conciencia y la actividad del sistema nervioso, un proceso en esencia con una pluralidad de manifestaciones.

Ricardo Mondragón. En la Zoosemiótica se considera, al igual que en el lenguaje hablado, que la información pasa a través de los animales y consiste en una simbolización que no tiene nada que ver las características físicas o químicas de la señal. Posteriormente anoté cómo es posible que algunos animales con cerebros grandes como son los primates sean capaces o parezcan ser capaces de manipular la información de tal manera que la información de un compañero a otro sea falsa, y que con ello, el primero obtenga un beneficio adicional o personal. Sin embargo, creo que en la Zoosemiótica han faltado muchos conceptos cognitivos como es la intencionalidad.

En efecto la Zoosemiótica se ha basado más en cuestiones puramente mecánicas y estadísticas y solo recientemente, con los descubrimientos que se han llamado "engaño táctico", se ha comenzado a trabajar en comunicación animal alrededor de la intención, o sea, en lo que quiere comunicar un sujeto. En un principio, y dado que las funciones comunicativas que se estudiaron eran muy sencillas, como las señales de alarma a las que sigue una respuesta de todo o nada, era evidente que ante un estímulo el animal podía responder con solo la señal de alarma. Sin embargo, últimamente se ha visto que los animales pueden responder con más opciones, o incluso pueden guardar o dar información implicando que hay un manejo propositivo por parte del animal de enviar o no la información.

Me parece que en este momento a la Zoosemiótica le hacen falta experimentos de laboratorio en condiciones de variables controladas, donde se puedan manipular por parte del observador las conductas que quiere a la vez que el animal manipule con sus otros compañeros.

Javier Nieto. En mi presentación traté de mostrar ciertos elementos que podían definir las culturas animales y los mecanismos del aprendizaje que probablemente participan en el surgimiento de estas tradiciones culturales. En la primera parte señalé que el interés por la inteligencia animal, por el razonamiento animal que se puede manifestar a través de la evolución cultural, ha sido una preocupación muy antigua. Los investigadores, a partir de la publicación del trabajo de Darwin, comenzaron a ocuparse en este tipo de cuestiones y básicamente lo que ellos se preguntaban concernía a la evidencia que mostraba la continuidad de la mente animal, lo cual constituye una tradición que ha continuado hasta la fecha (véase a Romanes: *Animal Intelligence*, 1882).

Dentro de una perspectiva amplia esta misma reunión refleja, en términos modernos, esta problemática. En el aspecto experimental la evidencia que mostramos intenta ejemplificar de manera muy suscinta algunos resultados que muestran que los animales no solamente reaccionan de manera inmediata o refleja para resolver los problemas que el ambiente les presenta. Existe en ellos la posibilidad de aprender, no por interacción directa (por exposición individual a las contingencias individuales) con el medio ambiente, sino a través de la interacción con otros miembros de la misma especie. A este nivel, entonces, podemos identificar diferentes formas de complejidad interactiva que los animales pueden alcanzar y que los capacita para aprender sobre aspectos del ambiente a través de otros individuos.

Uno de los casos más simples de influencia social que se ha estudiado es la cuestión de la habituación de la neofobia en ratas (véase Nieto y cols., 1987). Las ratas salen de su nido, comen y regresan con residuos de alimento. Esta es una forma pasiva a través de la cual sus crías y otros miembros de la colonia pueden familiarizarse con el alimento. La otra ruta que se ha estudiado es la leche, que adquiere el sabor del alimento que la madre ha consumido. Cuando las ratas crecen muestran una preferencia por este tipo de alimento (véase a Nieto y cols., 1987). Sin embargo, ese no es el tipo de aprendizaje social que a nosotros nos ha interesado, sino más bien el caso en el que un animal ve a otro de la misma especie realizando un acto, el cual produce algún resultado motivacional relevante. Esta es una situación en la que nos interesa saber si los animales pueden aprender que un acto particular está ligado a una consecuencia o a una meta. Nos interesa establecer que los animales no aprenden exclusivamente a imitar el acto, sino demostrar que son capaces de entender la textura causal de un ambiente artificial de laboratorio; es decir, predecir cuál es el resultado que ellos quieren obtener. De esta manera, nosotros podríamos inferir que efectivamente existe inteligencia, que existe razonamiento en los animales.

El otro aspecto que está ligado con el título de mi presentación, es que el aprendizaje por observación ha traido una gran cantidad de ventajas para nosotros como especie humana. Ha sido realmente muy provechoso el hecho de que no tengamos que experimentar todas las cosas, sino que la acumulación social de conocimientos nos permita manipular el ambiente de manera más eficiente. Esto ocurre también con los animales. Es por eso que nos interesa comprender más claramente el funcionamiento de los mecanismos de difusión de actos aprendidos en grupos de animales.

José Luis Díaz. Antes de abrir la discusión a los miembros del Seminario y los asistentes, sería interesante comentar entre los ponentes cuál es el estado de las disciplinas científicas que abordan el estudio de la mente animal.

Poco después de Darwin, con las aportaciones de Romanes y de MacDougall, se habló de una Psicología Comparada que tenía una base darwinista y trataba de abordar y aplicar la Psicología en diversas especies animales. Esta disciplina tuvo una evolución independiente en la primera mitad de siglo y a partir de entonces una involución muy rápida paralela a la maduración de la Etología y al despegue de la Etología Cognitiva. Hoy día se plantea que hace falta una labor interdisciplinaria para entender el problema de la mente animal, en la que intervendrían cuando menos la Etología Cognitiva, la Ecología Conductual, la Zoosemiótica, la Neurofisiología y la Filosofía de la Mente. En este contexto les quiero preguntar a ustedes cómo ven el estado actual de la ciencia en el estudio de la mente animal, cuáles son las perspectivas de estas disciplinas y de sus interacciones.

Javier Nieto. Quiero señalar que dentro del área del aprendizaje animal se ha enfatizado que este es el resultado de procesos evolutivos y cuya función es lograr una adaptación óptima a ambientes cambiantes (Dickinson, 1980). Una función de tal aprendizaje es detectar la "textura causal" del ambiente, procesar la información y eventualmente traducirla a acciones o actos. En este sentido, una tarea central en esta área es identificar las reglas de adquisición de conocimientos en animales y humanos, diferenciar aquellas reglas de transformación que son específicas a especies o nichos particulares, de los que son más generales. Por ejemplo el trabajo de John García mostró que existen asociaciones entre eventos, específicamente estímulos gustativos y malestar estomacal, que tienden a asociarse más fácilmente que otros; así, los llamados limitantes biológicos del aprendizaje permiten el aporte o demandas ambientales específicas. Por otro lado se ha mostrado hace ya algún tiempo (véase a Dickinson, 1980) que aún estos casos particulares pueden ser entendidos apelando a las reglas del procesamiento de información y de los principios de asociación entre eventos. Es decir, que los principios de asociación descifran el funcionamiento de mecanismos básicos y elementales de adquisición de conocimiento en animales y humanos. Los modelos de Rescorla–Wagner (1972), Mackintosh (1975), Wagner (1976) y Pearce y Hall (1980) descifran cuantitativamente las diferentes reglas en que la información ambiental es procesada, almacenada y transformada por los animales. Es también muy clara la relación que existe entre estos modelos de aprendizaje animal y las teorías cognitivas en humanos, por lo que creo que no es exagerado decir que esta gran familia de teorías presupone de alguna forma la continuidad de los procesos cognitivos en los animales y el hombre. Quiero señalar que estos modelos enfrentan serios problemas al tratar de generar reglas de transformación del conocimiento en acción. Conocemos con precisión cuáles son las condiciones que permiten la asociación de eventos, las características del procesamiento y almacenamiento de los conocimientos. De hecho, las teorías mencionadas antes fueron diseñadas con este fin, pero sabemos poco sobre sobre las características de las interfases que permiten y modulan la acción. Creo que en esta área deberán confluir varias disciplinas antes de tener una respuesta satisfactoria.

Ricardo Mondragón. Es necesario pensar primero que si los animales tienen mente ésta no necesariamente tiene que ser igual cuantitativa y cualitativamente a la nuestra. Si consideramos que la mente fue producto de las presiones ambientales y de la selección natural, probablemente en diferentes especies se hayan manifestado diferentes capacidades cognitivas. Entonces se hace necesaria una ecología de la mente al igual que una ecología del comportamiento, es decir una ecología donde entren los procesos mentales y donde se puedan analizar estos procesos como productos de la selección natural. En este sentido creo que en ciencias de la conducta hacen falta conceptos que se refieran a estados mentales más que a estados conductuales, pero que a su vez puedan ser reconocidos en estados conductuales. Esta necesidad surge de la tendencia tradicional a clasificar mecánicamente los actos de los animales. Ultimamente se ha venido aceptando más una clasificación antropomórfica y funcional. En efecto, después de casi un siglo de haberlo olvidado se empieza a aceptar que puede haber empatía con los animales; es decir, que podemos suponer el estado mental de un animal a partir del conocimiento mental nuestro. Supongo por otro lado, que hacen falta muchos de los conceptos y las técnicas que ha generado la Ciencia Cognitiva, particularmente en lo que se refiere al trabajo en Inteligencia Artificial, no por el hecho de considerar que los cerebros sean especies de computadoras, sino porque allí se ha aportado información valiosa que podría servir para tratar de entender a los animales como si fueran una máquina de Turing. En este rubro se darían los aportes más importantes. Sin embargo, creo que también haría falta el estudio de la individualidad y la personalidad, de la que se han encargado hasta ahora psicólogos y genetistas. Los etólogos no han puesto mucho énfasis en ello por la supuesta dificultad de clasificar "personalidades" en animales. Esto es importante, porque la variabilidad dentro de una especie le proporciona su capacidad de supervivencia, y un problema crucial de la Sociobiología fue no tomar en cuenta la variabilidad, sino tratar de crear modelos de información donde teóricamente ésta no existiera. No obstante, en las últimas fechas se ha vuelto a reconocer que la variabilidad individual es importante, pero no solo por su aspecto conductual, sino también por constituir un manejo diferente de la información por parte del individuo.

José Luis Díaz. La segunda pregunta que interesa a un grupo interdisciplinario como el nuestro, es más especulativa y les pido que la aborden libremente. Una de las personas que dió la clave hace algunos años sobre el problema de si los animales tienen mente fue Thomas Nagel (1974) en su clásico trabajo *"What is it Like to Be a Bat?"* en el que la discusión se centra una vez más sobre la conciencia. Nosotros que hemos trabajado con animales durante algún tiempo tratando de entender su mentalidad debemos plantear algunas respuestas a esta pregunta. ¿Consideran ustedes que los animales realmente piensan, en cualquier sentido que le quieran dar a esta palabra? ¿Cómo pueden ustedes demostrar la conciencia en los animales? Por ejemplo, ¿sienten emociones? ¿Tienen imágenes mentales? ¿Tienen representaciones cognitivas espaciales? ¿Por qué podemos responder afirmativamente a estas preguntas?

Javier Nieto. Creo que sí, que los animales tienen rudimentos de los procesos mentales que nosotros tenemos. Además de una serie de procesos particulares entre animales y humanos, una de las diferencias clave es el lenguaje. Ahora bien, pareciera ser que la cognición está íntimamente ligada con el lenguaje. En mi presentación traté de decir que los humanos estamos muy distanciados de lo que es el ambiente sensorial en el sentido que no respondemos exclusivamente a las propiedades físicas del ambiente, como parece que sucede con los animales, sino que existe gran arbitrariedad o convencionalidad en las determinantes de nuestros actos. Esto indica un desarrollo cognitivo superior. Ahora bien, hablar de cultura animal parece a primera vista un contrasentido, porque nunca hemos visto un animal tocando el cello o admirando una obra plástica. El contrasentido persiste a pesar de que, a semejanza de los dialectos humanos, los pájaros desarrollan dialectos específicos en diferentes zonas. Sin duda el nivel cultural que nosotros hemos alcanzado es mayor, de la misma manera que nuestro desarrollo cognitivo es más complejo. Yo he repetido que hay evidencia de la continuidad de los procesos cognitivos entre animales y humanos, y creo que con el lenguaje mostramos razonamiento, lo mismo que con las acciones: hacer es pensar. El problema es ponernos de acuerdo sobre los criterios que nos permitan decir que los animales piensan, qué es lo que sienten, cómo planean. El problema fundamental es cómo saber que estamos hablando del mismo proceso cognitivo.

Ricardo Mondragón. Con respecto a las emociones creo que fisiológicamente está suficientemente demostrado que los animales experimentan diversas emociones. El problema principal es con respecto a la cognición. En general podemos dividir las funciones del cerebro en dos grandes partes: funciones no algorítmicas, como las emociones y las funciones algorítmicas, que son aquéllas que requieren de planeación o de algún tipo de estructuración más o menos ordenada. Con respecto a que los animales tengan representaciones, aun cuando no muestren lenguaje verbal, es necesario que asumamos de alguna manera la representación del mundo en los animales, aun cuando esta forma de representación no sea accesible a nosotros. En efecto es posible delinear tal representación si tratáramos de imaginarnos un murciélago con los datos científicos disponibles a nuestro alcance. Por un lado, es posible imaginarnos en qué consiste vivir en un mundo de ecos que vienen llegando a diferentes tiempos, a diferentes intervalos y de diferentes sitios del medio; pero por otro lado, jamás entenderemos realmente lo que es la experiencia de ser un murciélago. En ese sentido solo es posible la teorización.

José Luis Díaz. Queda abierta la discusión para que los asistentes a este ciclo aporten sus ideas y planteen cuestionamientos a lo expuesto por los participantes.

Angela Gómez. Me preocupa cuando ustedes hablan de inteligencia en animales. ¿A cuáles animales se refieren: a todos, desde las arañas o las amebas o, solo a un grupo en que se pueden reconocer procesos cognitivos a partir de un cierto nivel de complejidad biológica y de organización? ¿La elección de un animal con respecto a una fruta o cualquier otro objeto es una pauta para el reconocimiento de un proceso cognitivo? ¿Distinguen en algún nivel de desarrollo los procesos cognitivos? ¿Existe una sola inteligencia animal o deberían hablar de diferentes inteligencias? Lo que más se discute es si la inteligencia es una forma de adaptación, entonces deberíamos hablar de inteligencias que sirven para cada propósito, para cada situación. Si se piensa en la inteligencia a la manera darwinista, como una evolución gradual ¿a partir de dónde se reconoce? ¿Se puede hablar de procesos cognitivos o mentales si el patrón de evolución se da en forma discontinua o saltacionista? Si este es el caso, van a existir fenómenos cognitivos particulares en unos animales y en otros no.

Ricardo Mondragón. Los problemas hasta ahora han sido metódicos. El primero es definir inteligencia, el segundo es que la inteligencia no es un proceso global sino puntual o modular como el razonamiento analógico, la percepción o la solución de tareas. Desde mi punto de vista la mente no es un producto necesario para la supervivencia; de hecho, hay especies de animales que carecen de cerebro y somos pocas las especies animales que poseemos alguna forma de cerebro. Quizás a éstos podríamos atribuirles estas propiedades en mayor o menor medida, al reconocer las peculiaridades de un órgano que maneja tipos particulares de información.

José Luis Díaz. Es imposible responder certeramente a la pregunta de a partir de dónde en la escala animal se pueden atribuir estados mentales cognitivos. Si usamos el criterio del cerebro notaremos que la encefalización es progresiva. Incluso si pensamos en el modelo tripartita de Paul MacLean, no aparecen el sistema límbico o la neocorteza repentinamente. En lo que parece haber un acuerdo es en decir que hay una relación estrecha entre la complejidad del cerebro y de la mente. Sin embargo se puede postular, si aceptamos el funcionalismo, el paralelismo o las teorías de la identidad y el doble aspecto, que hay sistemas complejos que pueden estar dotados de mente sin que esta tenga un sustrato necesariamente cerebral. Puedo traer a colación el caso de una planta, la Vergonzosa (*Mimosa pudica*), que tiene un comportamiento relativamente complejo y que no tiene sistema nervioso. Podría uno imaginarse una planta muy complicada con sistemas celulares extraordinariamente desarrollados de recepción de información, de respuesta y de aprendizaje que por lo tanto estuviera dotada de algún tipo de conciencia. Lo que cabe pensar es que hay una gran diversidad de cogniciones en los animales que dependen de su *hardware* neural y que se pueden demostrar por su comportamiento específico en situaciones determinadas.

Ahora bien, hay que recordar muchas otras actividades que nos diferencian de los animales además del lenguaje, algunas más elementales y otras o más complejas, como la cocina, la cirugía, el deporte. Todos estos procedimientos son muy humanos, no sabemos de ningun animal que los presente.

Lourdes Valdivia. Retomando los planteamientos de Javier Nieto en la sesión pasada y en lo que va de esta mesa, quisiera referirme a algunos problemas que creo percibir o quizá no entender bien. El trabajo que lleva a cabo está basado en el comportamiento de distintas especies animales y nos hace suponer que tienen la capacidad de aprender. Pero no solo aprenden ciertas conductas —como las ratas de Skinner— sino que las conductas aprendidas parecen reflejar "intenciones", "propósitos", no meros condicionamientos; es decir, estas conductas exhiben lo que Nieto llama "conocimiento de la función".

Un ejemplo de lo anterior es el caso de un grupo de aves que hace algunos años aprendió a quitar el sello de las botellas de leche, para ingerir la crema que estaba al borde de la botella. ¿Cómo aprendió esto la primera ave que lo hizo? Tal vez nunca lo sepamos, pero lo que es interesante es que esta práctica se difundió abundantemente, de tal suerte que puede suponerse que existe algun mecanismo de "enseñanza–aprendizaje" entre grupos de animales. A este ejemplo se suman otros que se han proporcionado aquí, como el de los grupos de primates que "aprendieron" y "enseñaron" a las nuevas generaciones a lavar el arroz por el método de flotación. No abundaré más en los ejemplos. Me importa simplemente señalar que en el hábitat natural se han encontrado datos que fortalecen la hipótesis de acuerdo con la cual hay lo que los filósofos llamamos "intencionalidad" en la conducta observada.

Con base en esta hipótesis, Nieto construye en su laboratorio, según recuerdo, dos experimentos, uno de los cuales es una variante del primero. Me ocuparé por ahora en el experimento básico, el cual, dicho suscintamente consiste en entrenar una paloma (animal demostrador) a picotear en un lugar determinado para obtener un premio. La paloma "aprende" una conducta "para obtener lo que desea". Posteriormente el animal demostrador sirve de "maestro" a otros de su misma especie. Cuando después de repetidas operaciones los animales enfrentados al demostrador han aprendido la tarea, se establece en el laboratorio un mecanismo de "aprendizaje socialmente transmitido". Hecho ésto los investigadores extraen dos consecuencias: por una parte que el animal asocia el picoteo con la obtención del premio, es decir, el animal "aprendió" a asociar eventos del tipo A con eventos del tipo B; por la otra, si hay tal asociación es porque existe un almacenaje de información.

Ahora bien, de ambas consecuencias desean también obtener algo que probaría la hipótesis, a saber, que el animal "aprendió" la "función"; que su conducta exhibe una "intención", la cual es fundamental en la transmisión social del aprendizaje. Es aquí donde veo una dificultad mayor, pues se trata de una conclusión que difícilmente se seguiría de la asociatividad de eventos y del almacenaje de información.

Los resultados experimentales son suficientes para probar tanto la asociatividad como la acumulación de información. Pero ambas consecuencias son a lo más condiciones necesarias para la transmisión social del aprendizaje, entendido este siempre con un "propósito", "fín" o "intención". Dicho de otra manera, los resultados experimentales bastan para probar que el animal asocia eventos del tipo A con eventos del tipo B, incluso bastan para probar que ha tenido lugar algún tipo de acumulación de información, pero no para probar que "aprendió" la "función". Y la razón se encuentra en la diferencia fundamental que existe entre una conducta exhibida en el hábitat natural y otra "aprendida" con base en el entrenamiento. Mientras en el primer caso apostamos sin lugar a dudas que hay la "intención" de destapar una botella de leche y "enseñar" al gremio a hacer lo mismo; difícilmente diríamos algo similar en el caso creado en el laboratorio. La razón es simple: puede objetarse que la conducta del demostrador responde a nuestras intenciones, por lo cual el demostrador exhibe una "intencionalidad derivada".

No intento desechar los resultados o ser pesimista. Sé que es súmamente difícil no solo el diseño del experimento, sino la interpretación de los datos. Me interesa saber si hay alguna otra prueba, tal vez indirecta, de la hipótesis.

Javier Nieto. Tienes toda la razón y es ahí donde nos encontramos estancados. Los procedimientos que estamos usando tienen una historia que se origina en Pavlov y la noción de reflejo, que de alguna manera es innato. Lo que pasa es que dentro de las teorías del aprendizaje asociativo moderno, la concepción de reflejo de Pavlov ha sido abandonada en favor de posiciones más cercanas a las teorías cognitivistas. Esto representa un problema porque son modelos que predicen la condición del aprendizaje y cómo se procesa la información, sin que se presente una contraparte que constituya las reglas del comportamiento —las llamadas reglas de transformación de conocimiento a acción— elemento que sí estaba presente en el antiguo modelo del reflejo pavloviano con la teoría de sustitución de estímulos. De alguna manera, el conocimiento en su forma más rudimentaria supone el procesamiento de información sobre relaciones entre eventos que pueden ser secuenciales como sucede en nuestro procedimiento. Sin embargo, pueden existir otros tipos de jerarquías, pero que no dicen cómo se debe comportar el animal. Si nosotros quisiéramos demostrar que un animal tiene intención o comprensión, debemos demostrar que las cosas no son restringidas a la situación o al estímulo que aprendieron, sino que pueden transferir lo que aprendieron a otro tipo de situaciones. Por consiguiente, si una forma de aprendizaje no está restringida a los estímulos usados durante el entrenamiento, que es trans-situacional, me parece razonable suponer que han aprendido la función de la asociación mostrada.

En el segundo experimento se buscaba probar si habiéndole enseñado una respuesta a un animal, éste usaba otra respuesta para lograr el mismo fin. Es como si te enseñaran a hacer un pastel. Si tú sabes cómo hacer un pastel no tendrías que copiar la receta o la topografía de los pasos mostrados por la maestra. Lo importante sería entender cómo se eslabonan los pasos y su función para confeccionar el pastel y llegar al producto. El pastel podría obtenerse por varios caminos.

José Luis Díaz. Aquí vienen a cuento los experimentos clásicos de Köhler donde se colgaban plátanos a cierta altura en una jaula, se ponían en el piso algunas cajas de madera y se obsevaba la conducta de un chimpancé en ese escenario. Este intentaba darles alcance infructuosamente, hasta que se sentaba aparentemente inactivo y habiendo olvidado la tarea. De repente se paraba y ponía las cajas una encima de otra, se trepaba en ellas y llegaba hasta la fruta. Daba la clara impresión de que había imaginado la respuesta antes de actuar. ¿Qué sucedería si se colocan a chimpancés observadores de una conducta como ésta, y en vez de ponerles esos instrumentos se les ponen otros para resolver el problema? Si aprendió la función mas que el movimiento, el observador va a usar otros elementos con mayor rapidez que un animal ingenuo. Este es el experimento que intenta abordar Javier Nieto con otros animales y, si tiene éxito, vendría a reponder la objeción de que los animales no solo imitan movimientos o sonidos —como el "habla" de los loros— sino que entienden las metas y las funciones.

Lourdes Valdivia. Como Nieto ha dicho, desafortunadamente las palomas tienen un rango de conducta muy restringido. Sin embargo, el segundo experimento pretendía ir un poco más lejos. Se trataba de que el animal demostrador "olvidara" una asociación en favor de otra para conseguir el fin que había ya "aprendido" a obtener. Si mal no recuerdo, la tarea consistía en que el picoteo era más complejo ahora; en vez de picar en un lugar preciso, había que jalar un gancho, picar y obtener el premio. Después de repetidas operaciones debería ser claro para el animal que el picoteo resultaba superfluo, pues con jalar el gancho bastaba para obtener el premio. Así, la asociación picoteo-premio que había "aprendido" debería eliminarse, pues se trataba de información redundante. Si en efecto sucedía, entonces el animal demostrador y los observadores que así se comportaran habrían "aprendido la función".

Nuevamente, parece que los resultados del experimento apoyan las conclusiones de que el animal aprendió una asociación entre tipos de eventos y acumuló información. No veo cómo se llega a la conclusión de que "aprendió" la "función". Los resultados se podrían leer de dos maneras: el grupo de observadores elimina la información redundante por estar bien entrenados, o la eliminan porque ya no está dentro de sus metas. En el primer caso, si la eliminaron con base en el nuevo entrenamiento, entonces estamos nuevamente en las condiciones del primer experimento. En el segundo caso, si la eliminaron porque ya no está dentro de sus mecanismos para la obtención de sus metas, entonces la nueva información, aquélla que sí se utiliza para la obtención del premio podría nuevamente interpretarse tal y como se interpreta en el primer experimento; es decir, el animal aprendió a asociar eventos y acumuló información. La eliminación de información redundante en este experimento no basta para mostrar que hay una "intencionalidad" en la transmisión de aprendizaje, aunque sí muestra que existen las condiciones necesarias para la tarea enseñanza-aprendizaje. Quizás complicando de alguna manera el experimento podríamos emplear el dato de que los animales eliminan información redundante para interpretarlo de una manera más cercana a la de "conocimiento de la función".

Javier Nieto. Nosotros hemos estado intentando mostrar que en nuestra preparación las palomas observadoras no repiten los actos simplemente, sino que pueden ser muy plásticas en la elección del acto que producirá alimento, o que un estímulo agregado puede bloquear el aprendizaje por observación al hacer redundante la información que el acto del modelo proporciona. Hemos ido tratando de responder la pregunta desde diferentes ángulos, y ninguno de los resultados experimentales es realmente concluyente. Creo que hemos avanzado en alguno al mostrar que las reglas de asociación son necesarias para este tipo de aprendizaje y que en la medida en la que mostremos que las variables y condiciones son semejantes entre ésta y otras formas de aprendizaje individual, estamos implicando la existencia de procesos comunes. Pero definitivamente, la demostración que creo sea más convincente es la del *insight* hecha por Köhler y que sugiere José Luis. Esto fue algo que intentamos hacer con las palomas, pero no es fácil demostrar *insight* con estos animales. Con primates la riqueza es mucho más grande que con palomas o con ratas.

Jairo Muñoz. Algo que nosotros estabamos discutiendo la semana pasada, con base en la presentación de Ricardo Mondragón es lo siguiente: cuando se intenta trabajar cognición en primates no–humanos, en particular intencionalidad, el acervo metodológico nos queda corto y es el que presenta más problemas, porque la atribución de conceptos tales como el de estrategia de engaño o el de intencionalidad no se logran precisar claramente; por lo tanto, siempre está presente en nosotros la insatisfacción. Se me ocurre que un aspecto importante que se debe pensar y experimentar es la provocación de una situación intencional en grupos de monos socialmente establecidos, lo cual nos induzca, por ejemplo, a medir las respuestas intencionales plenamente deliberadas que reflejen la manipulación intencional de un primate con respecto a sus congéneres. Quizás estaría bien tener en cuenta el diseño de modelos experimentales que nos proporcionen este tipo de medición para elaborar mapas cognitivos.

Javier Nieto. Respecto a este punto yo creo que el gran problema que tenemos en el comportamiento humano y que se vuelve más grave cuando tratamos de entender el comportamiento animal es el asunto de las intenciones y que en la psicología fue una línea muy importante de investigación hace tiempo. El punto de vista común hace unos veinte años era opuesto al uso de este tipo de explicaciones y trataba de dar explicaciones mucho más simples. Yo creo que se ha demostrado que ese enfoque adolece de ciertas limitaciones muy importantes, por lo que muchos de nosotros estamos buscando explicaciones alternativas. Nosotros hemos querido abordar este problema de la intencionalidad preguntando qué es lo que podemos hacer para que realmente estemos satisfechos de que *un* acto constituye una instancia de la intención animal; si, por ejemplo, una paloma sabía lo que iba a ocurrir y entonces anticipaba la búsqueda de soluciones para resolver el problema. En la medida en que demostremos que eso está ocurriendo, estaremos indirectamente afirmando que los animales están pensando, o sea que tienen conocimiento, que hay predicción, que poseen una idea o representación de la relaciones del ambiente.

Enrique Villanueva. Retomando lo que Ricardo Mondragón expresó en el sentido de que jamás entenderemos la intencionalidad o la subjetividad (como qué sería ser un mono, un murciélago, etc.) cuando la atribuimos a esas especies diferentes de los humanos suena paradójico, pues lo pone de una manera tal que ni las consideraciones *a priori* ni las empíricas parecen relevantes. Parece que éste es el problema de lo mental, de saber hasta dónde podemos atribuir propiedades mentales, cuáles son los límites de esa atribución; de si realmente podemos estar seguros que hicimos una atribución mental o sólamente parece que atribuimos una propiedad mental a un mono o a un murciélago; éste es el problema que obsesiona.

En el lado opuesto están los optimistas que piensan que los animales tienen mente y el estudio de las propiedades mentales en esas especies facilita la comprensión de esas propiedades, que en los humanos resulta más compleja e imbricada.

La tradición metafísica occidental ha seleccionado varias características o propiedades como aquéllas que nos dan la esencia de lo humano: el ego, el pensamiento, la conciencia, el lenguaje, el razonamiento, el deseo y el conocimiento son algunos candidatos propuestos por varios clásicos. Estas propiedades son importantes porque sin ellas ninguna explicación de las personas resultará pertinente y válida.

Tomemos el caso del razonamiento. Algunos encuentran perplejidad en la cuestión acerca de si, por ejemplo, los murciélagos razonan. ¿Qué decir ante esta cuestión? Parece que lo debe uno tomar en bloque: o bien razonan o no lo hacen, y si lo hacen deben razonar como los humanos. Pero antes de llegar a ese callejón tenemos que aclarar el concepto de razonamiento. Una primera distinción consiste en percatarse de que el razonamiento involucra el cambio, la desaparición o el incremento de creencias. Al final de una deducción no se han cambiado o alterado las creencias iniciales. El razonamiento es así diferente del mecanismo deductivo. Con una distinción como ésta entre el razonamiento y la deducción, tal vez encontremos cosas interesantes en nuestra investigación con animales, tal vez encontremos que los animales tienen mecanismos más o menos automáticos que los llevan a actuar, pero que no involucran el cambio de creencias. Luego, si añadimos a la capacidad del razonamiento la capacidad lingüística, tendremos un extra, resultado de unir estas dos facultades, un efecto multiplicador que se agrega a estas dos habilidades tomadas por separado. La investigación en ciencia cognitiva encuentra aquí una de sus metas cruciales: ella tiene que explicar la naturaleza, número, modalidades y mecanismos de instrumentación de este efecto multiplicador que se da cuando se conjuntan varias propiedades mentales.

De la unión de las varias propiedades mentales resulta la unidad de la persona toda, algo que los filósofos han expresado como tener un ego (y esta posesión la consideran una exlusiva del hombre y tal vez de las criaturas espirituales). ¿Tienen un ego los animales? Casi nadie acepta que los animales tengan una unidad tan exigente como la de un ego. Pero he aquí dos ideas recientes que pueden ayudar: por una parte la idea de la modularidad y por la otra, la tesis funcional de las propiedades mentales. Según la primera, aún cuando la mente tiene algún tipo de unidad, podemos concebir que dicha unidad incluye módulos en los que se descomponen las propiedades mentales. Cada módulo es a su vez una unidad autosuficiente. El reconocimiento de patrones visuales, de colores, figuras, etc. representan módulos que en su conjunto e incorporados con otros procesos constituyen la capacidad perceptual. Un animal dado puede disfrutar de algunos de estos módulos sin tener la capacidad compleja de la percepción sensorial de que disfrutamos los humanos y ese animal puede, en consecuencia, tener una unidad mental efectiva que no equivalga al aristocrático ego.

La idea funcional nos invita a identificar las propiedades mentales con propiedades funcionales; a su vez estas propiedades funcionales no están de ninguna manera restringidas a los humanos. Esta idea funcional representa una invitación al abandono de la propia parroquia, a la búsqueda en el universo de otros seres que gocen de esa misma propiedad aún cuando sean diferentes de los hombres.

Estas dos ideas, la de la modularidad y el funcionalismo, aunadas al análisis conceptual, nos permiten desbloquear esas cuestiones perniciosas que nos acosan de manera de volverlas manejables, con sentido, y plantearlas a propósito de las otras especies animales, exentas de la complejidad humana. Dicho de otra manera, si los resultados de la investigación etológica han de ser relevantes para el estudio de las propiedades mentales tal como las disfrutan los seres humanos, entonces necesitamos crear puentes entre las propiedades mentales de los animales y las de los humanos, tendremos que crear un espacio de semejanzas y aquí es donde el funcionalismo, la modularidad y el análisis conceptual pueden proveer alguna iluminación.

REFERENCIAS

Byrne, R. and Whiten, A. (eds.). *Machiavellian Intelligence*. Oxford Science Publications. Oxford, 1988.

Colmenares, F. Cognición social, cooperación y engaño. En *Cognición Comparada*. L. Aguado (comp.), pp 239-280. Alianza editorial. Madrid. 1990.

Dennett, D. Sistemas Intencionales. *Crítica* 40. Instituto de Investigaciones Filosóficas. UNAM, México, 1985.

Dennett, D. "The Intentional Stance in Theory and Practice." En *Machiavellian Intelligence*. R. Byrne and A. Whiten (eds.), pp 180-202. Oxford Science Publications. Oxford, 1988.

Dickinson, A. *Contemporary Animal Learning Theory*. Cambridge University Press, 1980.

Griffin, D. *Animal Thinking*. Harvard University Press. Cambridge, Massachusetts. 1984.

Jing Xia, C; Lin, X; Wei, S; Yuan ye, M and Kuan Yu, X. A Comparative Study of Cognitive Function in the Slow Loris and Rhesus Monkey. *Primatology Today* pp 363-364. 1991.

Mackintosh, N. J. A Theory of Attention Variation in the Associability of Stimuli with Reinforcement. *Psychological Review*. 82, 276-298. 1975.

MacLean, P. "The Triune Brain, Emotion and Scientific Bias." En: F.O. Schmitt (ed.), *The Neurosciences, Second Study Program*. Nueva York: Rockefeller University Press, 1970.

Nagel, T. What is it Like to Be a Bat? *The Phylosophical Review*, Octubre, 1974.

Nieto, J., Cabrera, R., Guerra, J. y Posadas-Andrews, A. Tradiciones alimenticias: Difusión de estrategias alimenticias novedosas en grupos animales. *Revista Mexicana de Análisis de la Conducta*, 13. 105-125. 1987.

Pearce, J. M. y Hall, G. A Model, for Pavlovian Learning: Variations in the Effectiveness of Conditioned but no Unconditioned Stimuli. *Psychological Review*. 86, 532-552. 1980.

Rescorla, R. A. y Wagner, A. R. "A Theory of Pavlovian Conditioning: Variations in the Effectiveness of Reinforcement."

En: A. H. Black y W. F. Prokasy (eds.), *Classical Conditioning II: Theory and Research*. Nueva York: Appleton Century Crofts. 1972.

Romanes, G. *Animal Intelligence*. Londres: Kegan, Paul & Trench. Romanes, G. (1884) *Mental Evolution in Animals*. Nueva York: Appleton. 1882.

Wagner, A. R. "Expectancies and the Priming of STM." En: S. H. Hulse, H. Fowler, y W. K. Honig (eds.), *Cognitive Processes in Animal Behavior*. 1976.

ÍNDICE

Este libro se imprimió y encuaderno en marxo
de 1994, en los talleres de Marc Ediciones, S.A.
de C.V., Gral Antonio León No. 305, Col. Juan
Escutia 09100 México, D.F.
La edición, que consta de 2000 ejemplares más
sobrantes.

Colecciones del FCE

Economía
Sociología
Historia
Filosofía
Antropología
Política y Derecho
Tierra Firme
Psicología, Psiquiatría y Psicoanálisis
Ciencia y Tecnología
Lengua y Estudios Literarios
La Gaceta del FCE
Letras Mexicanas
Breviarios
Colección Popular
Arte Universal
Tezontle
Clásicos de la Historia de México
La Industria Paraestatal en México
Colección Puebla
Educación
Administración Pública
Cuadernos de La Gaceta
Río de Luz
La Ciencia desde México
Biblioteca de la Salud
Entre la Guerra y la Paz
Lecturas de El Trimestre Económico
Coediciones
Archivo del Fondo
Monografías Especializadas
Claves
A la Orilla del Viento
Diánoia
Biblioteca Americana
Vida y Pensamiento de México
Biblioteca Joven
Revistas Literarias Mexicanas Modernas
El Trimestre Económico
Nueva Cultura Económica